大数据与人工智能
赋能公共卫生理论体系建设

上海市疾病预防控制中心 组编
陈昕 夏天 吴韬 主编

上海科学技术出版社

图书在版编目（CIP）数据

大数据与人工智能赋能公共卫生理论体系建设 / 陈昕，夏天，吴韬主编. -- 上海 ：上海科学技术出版社，2025.8. -- ISBN 978-7-5478-7243-7

Ⅰ．R1

中国国家版本馆CIP数据核字第2025KB7623号

本书出版得到"上海市加强公共卫生体系建设三年行动计划（2023—2025年）重点学科项目"支持

大数据与人工智能赋能公共卫生理论体系建设
上海市疾病预防控制中心　组编
陈昕　夏天　吴韬　主编

上海世纪出版（集团）有限公司 出版、发行
上海科学技术出版社
（上海市闵行区号景路159弄A座9F-10F）
邮政编码 201101　www.sstp.cn
上海展强印刷有限公司印刷
开本 787×1092　1/16　印张 11.5
字数 200千字
2025年8月第1版　2025年8月第1次印刷
ISBN 978-7-5478-7243-7/R·3312
定价：88.00元

本书如有缺页、错装或坏损等严重质量问题，请向印刷厂联系调换电话：021-66366565

内容提要

本书是一部前沿科技与公共卫生领域深度融合的创新之作。书中系统阐述了大数据和人工智能在公共卫生标准体系、安全体系、伦理体系和应用体系建设中的应用。内容涵盖公共卫生领域急需的数据和技术类标准；构建安全体系以促进数据可信、人工智能可信；通过研究伦理规范准则，识别与评估关键伦理风险；以及人工智能应用架构规划和可持续发展的长效机制与模式等。

本书可供高等学校、科研院所等从事公共卫生大数据与人工智能研究工作的科研人员，以及参与科技政策研究的人员和相关政策制定者参考。

编者名单

主　编

陈　昕　夏　天　吴　韬

副主编

周　亮　张　诚　冯桂安　周　萍　贾莉莉

编　委（按姓氏汉语拼音排序）

陈　洁　道　理　高　雅　胡依涵　姜永根
李祥龙　凌志毅　刘捷宸　刘小华　刘星航
毛　丹　戎春宇　沈佳妮　施建华　石　岩
童　庆　王宝悦　王志勇　熊红林　张珑芳
周　丹

前 言

数字技术的发展和渗透加速了社会与经济的转型变革,大数据、人工智能作为其中的核心驱动力,正展现出前所未有的蓬勃发展态势。近年来,大数据和人工智能应用领域不断扩展,已经成为引领科技革命和产业变革的战略性技术和重要驱动力量。作为引领未来的战略性技术,世界主要发达国家已把发展人工智能作为提升国家竞争力、维护国家安全、提升国民福祉的重大战略。我国也非常重视大数据、人工智能技术的战略规划与布局。作为重要的民生领域,卫生健康领域无疑是人工智能国家战略布局的重点。我国在首个国家级人工智能战略规划——《新一代人工智能发展规划》的重点任务中,就提出要发展便捷高效的智能服务,包括智能医疗、智能健康和养老等,并提出在健康保障等重大项目中加强人工智能技术应用示范。大数据与人工智能结合形成的大数据智能在公共卫生领域亦展现出广阔而巨大的应用前景。

近年来,大数据与人工智能技术在公共卫生领域发展迅速,但也存在一些问题掣肘其高质量发展。一方面,目前粗放型的发展模式已经成为制约学科能力与质量提升的瓶颈问题,例如资源利用效率低、安全风险增大、伦理风险凸显等。另一方面,单纯依赖大数据、人工智能的技术红利优势已不可持续,亟须从单一的技术研究应用维度转向关注标准规范、数据安全、伦理安全与公平、领域生态协同发展等多个维度,在变局中开新局,在更高水平上实现供给和需求的动态平衡,达成高质量持续发展。这是新阶段的发展方向,是必然趋势,也是本书亟待阐明的共识和经验。

本书共 10 章,围绕"大数据、人工智能+公共卫生"标准体系、安全体系、伦理体系和应用体系研究,涵盖了新业态下的可持续发展体系规划与设计、公共卫生信息标准建设与应用、数据安全体系框架、分类分级开放体系、伦理规范准则、关键伦理风险治理与管控及约束条件下的合作运营模式等内容,回答了"为什么要做、怎么做、做什么和产出什么"的一个全过程。

在编写过程中,我们参考了国际最新的研究成果和实践经验,力求将理论与实践相结合,以提升公共卫生领域的标准、安全、伦理和应用理论体系水平。希望本书能够成为公共卫生领域从业人员、研究人员及相关政策制定者的重要参考资料,帮助他们更好地理解和应用大数据和人工智能技术,从而提升公共卫生体系的整体效能和服务水平。

由于编写人员经验和水平的限制,本书中难免存在不足之处,期望广大读者批评指正,以便我们在今后的工作中不断改进和完善。

主　编

2025 年 3 月

目　录

绪论 / 001

第一篇　大数据、人工智能＋公共卫生标准体系

第一章　公共卫生信息标准研究 / 007
　　第一节　公共卫生信息资源规划概述 / 007
　　第二节　公共卫生信息标准建设现况 / 010

第二章　大数据、人工智能＋公共卫生信息标准建设、应用与创新 / 016
　　第一节　公共卫生信息标准建设 / 016
　　第二节　公共卫生信息标准应用与创新 / 024

第二篇　大数据、人工智能＋公共卫生安全体系

第三章　公共卫生领域数据安全 / 031
　　第一节　公共卫生数据安全现状 / 031
　　第二节　公共卫生数据安全需求 / 037
　　第三节　公共卫生数据安全案例 / 041

第四章　大数据、人工智能＋公共卫生新业态下安全体系框架 / 045
　　第一节　公共卫生数据安全技术保障体系 / 045

　　　　第二节　公共卫生数据安全管理制度 / 056
　　　　第三节　公共卫生数据资产管理体系 / 060

第五章　公共卫生数据分类分级共享开放体系 / 062
　　　　第一节　数据分类分级现状 / 062
　　　　第二节　公共卫生数据分类方法 / 067
　　　　第三节　公共卫生数据分级方法 / 071
　　　　第四节　公共卫生数据共享体系 / 074
　　　　第五节　公共卫生数据开放体系 / 078

第三篇　大数据、人工智能＋公共卫生伦理体系

第六章　公共卫生领域大数据、人工智能研发与应用的伦理规范准则 / 083
　　　　第一节　概述 / 083
　　　　第二节　伦理规范准则 / 083

第七章　公共卫生领域大数据、人工智能研发与应用的关键伦理风险治理与管控 / 089
　　　　第一节　大数据、人工智能在公共卫生领域研发应用的主要伦理问题 / 089
　　　　第二节　健康领域内人工智能伦理治理的国际经验 / 095
　　　　第三节　我国公共卫生领域大数据、人工智能研发与应用的关键伦理风险治理与管控展望 / 109

第四篇　大数据、人工智能＋公共卫生应用体系

第八章　公共卫生领域大数据与人工智能的需求与应用分析 / 117
　　　　第一节　公共卫生领域的大数据关键需求分析 / 117
　　　　第二节　人工智能技术在公共卫生中的应用现状与前景 / 120

第九章 约束条件下大数据与人工智能在公共卫生领域的合作运营模式探讨 / 137

  第一节 公共卫生数据运营关键约束分析 / 137

  第二节 相关利益及边界分析 / 141

  第三节 数据驱动视角下的合作运营模式探讨 / 147

  第四节 多方合作运营未来趋势探讨 / 155

第十章 大数据与人工智能在公共卫生领域的可持续发展体系规划与设计 / 159

  第一节 设计思路与方法 / 159

  第二节 总体框架 / 162

  第三节 行动与计划 / 165

  第四节 践行与保障机制 / 169

绪论

一、大数据与人工智能应用促使行业变革加速

数字技术的发展和渗透加速了社会与经济的转型变革,大数据(big data)与人工智能(artificial intelligence,AI)作为其中的核心驱动力,正展现出前所未有的蓬勃发展态势。大数据技术能够帮助各行各业从海量数据中挖掘出用户需求,使数据从量变到质变,真正产生价值;人工智能致力于研制与人类智能相似的方式做出反应的智能系统,涉及领域包括机器学习、语言识别、图像识别、自然语言处理等;大数据与人工智能技术紧密融合,逐步形成"大数据智能",使计算机系统具备数据发现、理解、推理和决策能力,不仅可以从大数据中获取更准确、更深层次的知识,而且使人工智能可以模拟人的意识和思维过程,甚至可能超过人的智能。随着5G(第五代移动通信技术)、云宇宙、区块链、数字孪生等创新技术加持,这种能力在虚拟与现实中的应用场景变得更加丰富与生动,应用也更安全。

近年来,大数据和人工智能应用领域不断扩展,已经成为引领科技革命和产业变革的战略性技术和重要驱动力量,对经济发展、社会进步、国际政治经济格局带来深远影响,并融入生活生产的方方面面,从吃、穿、住、行等线上线下个人消费环节,到安防、医疗、交通、教育等众多行业领域,加速赋能千行百业,全面推动城市数字化转型、数据驱动智能城市发展。

作为引领未来的战略性技术,世界主要发达国家已把发展人工智能作为提升国家竞争力、维护国家安全、提升国民福祉的重大战略。我国也高度重视大数据、人工智能技术的战略规划与布局。2015年7月,我国发布《国务院关于积极推进"互联网+"行动的指导意见》,明确将人工智能作为重点布局领域之一。同年12月,习近平总书记在第二届世界互联网大会开幕式上首次正式提出推进"数字中国"建设,指出要大力实施网络强国战略、国家大数据战略。2017年7月,国务院发布中国人工智能首个专项长期发展规划——《新一代人工智能发展规划》,从新一代人工智能基础

理论研究、核心技术突破、产业生态构建、发展环境优化等多个维度进行了系统的规划部署。2020年10月,党的十九届五中全会通过的《中共中央关于制定国民经济和社会发展第十四个五年规划和二〇三五年远景目标的建议》明确提出要"推动互联网、大数据、人工智能等同各产业深度融合"。2021年12月,中央网络安全和信息化委员会印发《"十四五"国家信息化规划》,明确"到2025年,数字中国建设取得决定性进展,信息化发展水平大幅跃升"。在大力推进"数字中国"建设的国家战略图景下,大数据与人工智能是核心支撑,是助力中国式现代化和高质量发展的关键动能。

二、大数据与人工智能技术延伸至健康与公共卫生领域

作为重要的民生领域,卫生健康领域无疑是 AI 国家战略布局的重点方向。美国政府早在 2016 年出台的《国家人工智能研究与发展战略计划》中就提出了 AI 在卫生健康领域的潜在价值。日本作为全球第二个制定国家层面 AI 战略的国家,强调 AI 技术与其他相关技术的融合为解决各种社会问题提供可能性,将健康、医疗、福利确立为重点发展领域之一,并为 AI 技术在医药健康领域的发展制定了明确的规划路径图。2018 年,英国发布《产业战略:人工智能领域的协议》,提到将设立 2.1 亿英镑产业战略挑战基金用于支持数据应用于早期诊断和精准医学(包括使用 AI 分析数字病理医学图像),并加大 AI 在医疗细分领域的开发应用;2019 年,英国国家医疗服务体系(National Health Service,NHS)宣布组建新的联合单位,以加速 NHS 的数字化转型,并成立国家 AI 实验室,推动 AI 技术在医疗领域的应用。我国在首个国家级 AI 战略规划——《新一代人工智能发展规划》的重点任务中,就提出要发展便捷高效的智能服务,包括智能医疗、智能健康和养老等,并提出在健康保障等重大项目中加强 AI 技术应用示范。

同时,AI 也越来越广泛地渗透应用于卫生健康的各个领域,呈现出深度学习、跨界融合、人机协同、群智开放、自助操控等新特征,为促进卫生健康领域高质量发展注入了强大动力。首先,助力医疗服务的变革与品质效能的提升。例如,AI 技术推进了辅助疾病诊断、病程跟踪、预后评估、复发预测、精准医疗等医疗服务管理过程的进展,呈现出高效、精准、高一致性和便捷的优势;此外,智能医疗辅助机器人也在降低医院交叉感染风险、提高隔离病房工作效率上发挥了重要作用。其次,赋能药械技术的创新研发转化与产业能级提升,利用大数据与 AI 技术优化药械基础与临床研究进程,促进传统药械产业的更新迭代。例如,2019 年美国国家过敏和传染病研究所利用配体搜索算法(Search Algorithm for Ligands,SAM)的人工

智能程序,设计出了全世界第一款完全由 AI 设计的新型流感疫苗。

大数据与人工智能融合形成的大数据智能在公共卫生领域亦展现出广阔的应用前景,如识别疾病的流行率与时空分布、探究疾病的高危影响因素与机制、预测疾病的传播趋势、优化公共卫生资源配置、增强传染病防控能力,以及提升人群健康管理品质与效能等。在慢性病预防与管理方面,日本东京大学和京都大学在调查了 2 000 多组健康数据后,研究出一种可预测疾病发病概率的人工智能算法模型,该模型根据患者的基因以及个人饮食、吸烟和饮酒习惯等数据,就如何降低他们罹患各种疾病的可能性提供个性化建议;IBM 沃森医疗集团的人工智能系统 Watson,能在短时间内自学数十万篇医学论文,为早期疾病筛查、诊断、精准医疗提供强大的智能技术手段;最近火遍全球的 ChatGPT,在健康教育、健康咨询、随访管理、辅助公卫医师学习提升与开展专业工作上均会有较大发展空间;在我国,基于深度学习技术的慢性病风险评估、皮肤癌诊断、眼疾诊断和心脏病预测等已经达到或超过普通医生的水平。

随着 5G、云宇宙、区块链、数字孪生等创新技术赋能,公共卫生服务迎来变革的机遇。例如公共卫生事件数字孪生系统,将虚拟仿真与现实反馈进行高度融合,以新的视角和手段研究突发公共卫生事件的风险研判、演变趋势和应对策略等一系列问题,精准构建应急预案、有效改进早期检测信息网络、精细建设高危传染病防控体系、动态精确调整控制措施,对实现公共卫生事件的高效处置具有重大理论意义和应用价值。

三、大数据与人工智能技术在公共卫生领域急需标准、安全、伦理体系支撑高质量发展建设

近些年,大数据与人工智能技术在公共卫生领域发展迅速,但也存在一些问题掣肘其发展,主要包括:

(1) 标准问题。目前,公共卫生领域业务、数据、技术等标准尚不完善,严重滞后于业务发展,造成大数据融合困难,并导致业务数据在初始产生和存储,到处理、使用、数据保留、存档/恢复和销毁全生命周期都有可能产生数据质量问题,严重影响公共卫生数据挖掘、人工智能应用的准确性和可靠性。同时,由于标准体系缺乏顶层设计,整体性、系统化不足,也导致标准应用与标准制定脱节,实施效率较低。

(2) 安全问题。公共卫生数据包含大量的个人信息与隐私数据,容易成为众矢之的,基于边界的安全防护体系和基于规则的威胁判别机制下的传统网络安全防护,架构在大数据、人工智能时代略显脆弱,较易发生隐私数据泄露和滥用;同时,在新技术本质缺乏完全理解或者算法模型不成熟的情况下,大数据、人工智能

等新型技术在实际应用中可能会对分析与决策产生误导,进而引发技术安全问题。

(3)伦理问题。公共卫生是服务于人的,容易发生违背人与人、人与社会相互关系之间的道德准则问题,包括采集数据未经知情同意、数据权属不确定、群体隐私问题,以及算法歧视、数据独裁、数据剥削等新型伦理问题;同时,已出台的《新一代人工智能伦理规范》,内容相对比较宽泛,以原则性为主,缺乏全领域伦理治理主体、目标、内容,以及监管审查体系与规范实施流程等实操性的内容;正在实施的伦理准则、伦理审查要素等无法满足大数据与人工智能技术在公共卫生领域的需要,不能抑制新型的伦理与社会问题。

在学科建设初期,以国际最高标准、最高水平为目标快速发展"大数据、人工智能+公共卫生服务",采取粗放高速发展的方式是必然的,上述质量问题被忽视也是必然的。但当学科发展到一定阶段,这种粗放型发展模式,将成为制约学科能力与质量提升的瓶颈问题,例如资源利用效率低、安全风险增大、伦理风险凸显等,因此急需从标准、安全、伦理等多维度、多层面打破这种发展限制局面。

四、"大数据、人工智能+公共卫生服务"急需可持续发展模式参考

高质量的"大数据、人工智能+公共卫生服务"发展,不仅需要保障在三年重点学科项目建设期间得到高质量发展,更需要在三年后持续高质量发展。在现实发展环境中,仍然存在政策法规缺乏、资本投入不足、商业模式不清、过程监管欠缺、人才缺乏等各类约束条件,因此扫清关键发展障碍、激励多方共同参与,是"大数据、人工智能+公共卫生服务"可持续发展模式的突破口。

高质量持续发展需要研究形成由专业机构主导、政府监管和企业技术创新的可持续合作模式,通过该模式才能激活"大数据、人工智能+公共卫生服务"融合应用市场,形成包容开放、协同治理的融合应用生态,创造更多创新性应用,最终促进居民健康与社会进步。

大数据与人工智能已引发各行各业技术变革,随着城市数字化转型的持续深化,公共卫生领域也迎来重大发展机遇。通过第五轮重点学科建设与粗放发展,虽然实现了公共卫生领域基于大数据和人工智能技术业务水平的高速提升(补短板、强应用、升能力),但单纯依赖大数据、人工智能的技术红利优势已不可持续,急需从技术的研究应用这一个维度,转向关注标准规范、数据安全、伦理安全与公平、领域生态协同发展等多个维度,在变局中开新局,在更高水平上实现供给和需求的动态平衡,达成高质量持续发展,这是该学科新阶段的发展方向,也是必然趋势。

第一篇

大数据、人工智能+公共卫生标准体系

第一章
公共卫生信息标准研究

第一节 公共卫生信息资源规划概述

一、卫生信息资源规划的定义与目的

卫生信息资源规划(Health Information Resource Planning,HIRP)是对卫生信息资源开发、利用及管理全过程的规划。具体而言,就是对卫生管理和服务业务所需信息的采集、处理、配置、传输到利用全过程的相关要素进行全面规划。通过卫生信息资源规划,梳理卫生业务流程,明确业务需求,建立信息标准和信息模型,再用这些标准和模型来衡量现有的信息系统及各种应用,符合的就继承并加以整合,不符合的就进行改造优化或重新开发,从而稳步推进卫生信息化建设。

二、公共卫生信息资源规划的基本内涵

公共卫生信息资源规划面向各级各类提供公共卫生服务的业务及管理机构,汇聚、整合和优化各类公共卫生信息资源。因我国公共卫生服务及管理体系涉及机构较多,在公共卫生信息资源整合的过程中,需充分考虑各级各类公共卫生机构间的信息共享,同时也要充分考虑医疗卫生业务信息与公共卫生业务信息间的共享、互通。公共卫生信息作为居民电子健康档案的重要组成部分,也需实现与区域卫生信息资源的科学共享和有效利用。

在公共卫生服务过程中,不仅产生或者需要利用涉及区域、社区公众的公共卫生各个管理条线的公共卫生服务信息,而且也产生或者需要利用涉及居民个人、家庭健康的个案信息,如疾病报告及随访信息、妇幼保健体检信息、患者医疗救治信息、患者急救用血信息等。因此,一般而言,我国的公共卫生信息资源主要包括疾

病预防控制信息、妇幼保健信息、精神卫生信息、卫生监督信息、突发公共卫生事件应急处置信息、院前应急救治信息、采供血信息和健康教育信息等。

三、公共卫生信息资源规划的内容

(一) 业务架构规划

公共卫生体系是由国家、省市、地市各级公共卫生服务与监督管理机构的疾病预防控制、健康教育、妇幼保健、精神卫生、应急救治、采供血、卫生监督等专业组织组成的。这些专业组织在以基层卫生为网底的框架内,构成分工明确、信息互通、资源共享、协调互动的体系,为城乡居民提供均等化的基本公共卫生服务。公共卫生体系的基本功能是对严重威胁人民健康的传染病、慢性病、寄生虫病、地方病、职业病和出生缺陷等疾病及健康危害因素的监测与预防控制;负责城乡突发公共卫生事件应急处置;负责医疗卫生机构及机关、学校、社区、企业的健康促进与健康教育;推动爱国卫生运动;提供环境卫生、食品卫生、职业卫生、学校卫生、流动人口卫生等卫生监督服务。

公共卫生服务职能域的业务架构模型可划分为疾病预防控制、妇幼保健、精神卫生、卫生监督、突发公共卫生事件应急处置、院前应急救治、采供血和健康教育这八大领域。

(二) 数据架构规划

将 HL7(Health Level 7,卫生信息交换标准)数据概念模型的理论引入公共卫生业务分析,基于公共卫生业务活动的实际情况,抽象出一些上层的实体和活动子类。实体的子类主要有:团体、位置、材料,其中团体的子子类包括个体和机构;活动的子类主要有:观察、干预、信息发布、管理,其中观察的子子类包括检测、监测、评价、调查。以肿瘤病例登记报告活动为例,实体个体以肿瘤病例报告者的角色,参与到登记肿瘤病例活动;个体中的报告者角色与机构中的医院角色存在所属关系;登记肿瘤病例报告活动与随访肿瘤病例活动存在业务依赖关系。

活动就是与卫生有关联的所有活动的集合,它主要以收集记录、展开调查或者改善人员健康状况为目的。在实际工作中,其确切的定义和内容应根据实际的活动情况来定。卫生相关活动的实际例子很多,比如:疾病监测、疫苗接种、医学观察等干预活动,药物、食品的管理,疾病指标的检测,样品检验的受理,项目合理性、设备可靠性评价,疾病负担调查等。

(三) 功能架构规划

在构建公共卫生信息资源规划的业务架构模型时,以疾病预防控制信息资源和卫生监督信息资源为例进行介绍。

疾病预防控制信息资源包括对传染病、非传染病及疾病相关因素进行监测、报告、追踪、随访、干预和管理的信息。疾病预防控制信息资源又可分为急性传染病、慢性传染病、免疫可预防疾病、高血压、糖尿病、心脑血管疾病、肿瘤、疾病相关危害因素、精神卫生疾病、病媒生物疾病、生命统计等相关信息资源。

卫生监督信息资源包括卫生监督对象档案信息、卫生行政许可信息、卫生行政处罚信息等。卫生监督信息资源又可分为一户一档、卫生行政许可、卫生监督检查、卫生检测评价、卫生行政处罚、重大活动卫生监督保障等信息资源。

(四) 应用架构规划

公共卫生信息系统依据公共卫生业务模型、数据模型和功能模型,按照公共卫生信息系统的建设目标、原则及建设内容,形成公共卫生信息系统的总体应用架构。

(五) 管理架构规划

(1) 在医疗及社区卫生服务机构信息化基础上实施公共卫生信息系统建设。由于大多数公共卫生业务的产生来源于医疗机构的疾病监测信息,扎实的基层医疗卫生机构信息化基础有利于公共卫生信息的源头采集、自动生成、客观真实、及时响应。

(2) 应用系统独立建设与区域卫生信息化整体规划相结合。疾病预防控制、卫生监督、妇幼保健、精神卫生等不同公共卫生条线具有不同的职能范围,应用系统可以独立建设,但在信息共享方面要考虑区域卫生信息化整体规划的需要。

(3) 通过信息平台技术整合。信息平台可以整合公共卫生机构及医疗机构的业务系统及数据,同时可以实现上下级公共卫生机构的数据交换。在区域卫生信息平台已先期建设的地区,公共卫生信息系统基础设施建设应充分利用区域卫生信息平台的基础设施。

(4) 建立分级公共卫生数据中心。为实现公共卫生数据在各不同区域的落地,满足各地区公共卫生机构的分析利用需求,可以建立分级的公共卫生数据中心。

(5) 系统部署因地制宜。公共卫生应用系统在不同区域的分级部署有利于各个区域根据本地区信息化基础合理设计系统功能,满足特色应用需求,但分级部署必须符合某些业务条线(如传染病控制)响应及时的业务规范要求;公共卫生应用系统在一个区域内采用分布式或集中式部署,主要取决于网络条件、管理力度等因素,有条件尽量考虑集中部署。

(6) 建立信息安全系统。公共卫生信息系统要建立符合卫生部门要求等级的信息安全保护系统,包括物理、网络、数据、系统、应用安全以及安全管理制度,保障公共卫生信息平台、数据中心、应用系统安全。

第二节 公共卫生信息标准建设现况

一、国外公共卫生信息标准建设

(一) 国际疾病分类标准

国际疾病分类(International Classification of Diseases,ICD)是在世界卫生组织(World Health Organization,WHO)领导下,由 WHO 和其他 10 个国家合作开发的术语标准。它通过提供编号,对疾病以及许多征兆、症状、异常、不适、外伤等进行分类。ICD 囊括了一般流行病学、健康管理和临床中所有的疾病诊断分类,也包括了人群健康状况分析、发病率和患病率监测等相关术语。ICD 被多种记录表单用于对疾病和其他健康问题进行分类,比如死亡登记表和患者病历,为 WHO 成员国统计国民的发病率和死亡率等工作提供了标准。ICD 已经有 110 年的发展历史,目前的最新版本是 ICD-11,ICD-10 和 ICD-11 应用广泛。

ICD 依据疾病的四个主要特性,即病因、部位、病理和临床表现(包括症状、体征、分期、分型、年龄、急慢性、发病时间等)进行分类,每一特性构成一个分类标准,形成一个分类轴心,因此 ICD 是一个多轴心的分类系统。

ICD 有三个层次,首先是类目,类目下分亚目,亚目下分细目。通常在同一个层次的分类都是围绕疾病的一个特性,即围绕一个轴心展开的(个别情况有两个轴心)。例如"某些传染病和寄生虫病"的各个类目,都是以病因为分类标准,个别情况有两个分类中心:A19 粟粒性结核病的亚目,A19.0 至 A19.8 的分类轴心,而这个类目的主要分类轴心是临床表现的急慢性。两个层次之间则是从属关系,细目从属于亚目，亚目从属于类目，下层继承上层。

(二) openEHR 的电子健康记录规范

openEHR 是一套关于电子健康记录内容及传输的规范，包括 EHR 需求、架构规范 (Architectural Specifications)、应用技术规范 (Implementation Technology Specifications，ITS) 以及一致性规范 (Conformance Specifications)。架构规范包括参考模型 (Reference Model，RM)、服务模型 (Service Model，SM) 和原型模型 (Archetype Model，AM)。前两者对应于 ISO RM/ODP (Reference Model of Open Distributed Processing) 的信息和计算视角，后者形成了信息模型和知识资源之间的桥梁。openEHR 架构规范为一组用统一建模语言 (Unified Modeling Language，UML) 表达的抽象模型，表达了所有信息的语义，与具体的软件开发环境无关。根据 openEHR 模型开发一个具体的应用程序，第一步是为特定的技术定义一个 ITS，然后采用该 ITS 将这些抽象模型与该技术建立映射。

openEHR 电子健康记录的结构采用双层模型 (两水平模型)：第一层是卫生领域通用的参考模型，相对比较稳定，包含较少的对象类；第二层是原型 (Archetype)，用来描述特定的概念，如血压、实验室检查结果等。原型是对参考模型中的通用数据进行特化的约束规则，例如将参考模型中的类——"观察"特化为原型中的"血压"。信息模型是关于通用信息的，而原型则是关于领域知识的，可特化为实例。

(三) HL7 电子健康记录系统功能模型

HL7 在开发 EHR 系统功能模型 (Electronic Health Records System Functional Model，EHR-S FM) 时，采用了来自美国医学会 (Institute of Medicine，IOM)、国际标准化组织 (International Organization for Standardization，ISO) 和欧洲标准化委员会 (Comité Européen de Normalisation，CEN) 对 EHR 系统 (EHR-S) 的定义。

EHR-S 是一套生成、使用、储存和检索患者记录的机制和装置，通常设在卫生服务机构内，包括人员、数据、规章制度、操作规范，以及处理和存储设备 (如纸张、笔、硬件和软件)、通信和其他相关服务设施。EHR-S 纵向采集个体的电子化健康信息 (包括个人健康情况和卫生服务)，只有经过授权的用户才可以随时获得相关的个体信息或群体信息。提供改善卫生服务质量 (安全、效率) 的知识和辅助决策信息,有助于提高卫生服务机构的工作效率。EHR-S是记录、检索、处理电子健康信息的系统(ISO/TS 18308,CEN 13606)。

EHR-S FM的目的是提供EHR-S应该具备的功能列表。所有功能都从用户的视角描述,使EHR-S的功能表达标准化。通过建立特定服务单元(Care settings)和区域(Realms)的功能范例(Functional Profiles,FP),使不同国家、不同卫生机构EHR-S的功能描述有统一的方法和共同的理解。这些特定的服务单元和区域可以是同一个国家的不同卫生机构(如重症监护室、心脏病区、诊察室),也可以是不同国家的卫生机构。

EHR-S FM的基本内容包括功能概要和功能范例。功能概要(Functional Outline,FO)由直接医疗(Direct Care functions,DC)、支持信息(Supportive functions,SP)和信息基础(Information Infrastructure functions,IN)三个部分组成,用来概括所有可能用到的EHR-S功能(共140个)。功能范例只包含拟使用的EHR-S功能。功能范例必须受功能概要的三个组成部分约束。

(四) ISO健康卡标准

ISO 21549《卫生信息-患者健康卡数据》(*Health informatics - Patient healthcard data*)由ISO/TC 215/WG5"健康卡"工作组与欧洲标准委员会CEN/TC 251协同完成,总共包括8部分,分别为:第1部分,总体结构(General structure);第2部分,通用对象(Common objects);第3部分,受限临床数据(Limited clinical data);第4部分,扩展临床数据(Extended clinical data);第5部分,标识数据(Identification data);第6部分,管理数据(Administrative data);第7部分,电子处方(Electronic prescription);第8部分,链接(Links)。

二、国内公共卫生信息标准建设

(一) 基础类标准

2009年1月22日,国家卫生健康委员会发布了4项推荐性卫生行业标准,包括WS/T 303《卫生健康信息数据元标准化规则》、WS/T 304《卫生健康信息数据模式描述指南》、WS/T 305《卫生健康信息数据集元数据规范》、WS/T 306《卫生健康信息数据集分类与编码规则》,于2009年8月1日起施行,2023年8月7日发布新版本。

WS/T 303—2009《卫生健康信息数据元标准化规则》中包含了卫生信息数据

元概述,规定了数据元属性、卫生信息数据元的命名、定义、分类、卫生信息数据元内容标准编写格式规范。适用于卫生信息数据元目录(数据元字典)的研究与制定、卫生信息数据元元数据注册系统的设计与开发、卫生信息标准的研究、教学与交流。

WS/T 304—2009《卫生健康信息数据模式描述指南》中对数据模式、主题域、数据集进行了定义,适用于医药卫生领域信息资源的组织与规划、卫生信息系统设计与开发,以及具体数据资源描述中的数据模式描述。

WS/T 305—2009《卫生健康信息数据集元数据规范》对元数据、元数据元素、元数据实体、元数据字集、数据元进行了定义,适用于作为医药卫生领域数据集属性的统一规范化描述。

WS/T 306—2009《卫生健康信息数据集分类与编码规则》中对卫生信息数据集进行了定义和领域界定,满足政府卫生决策、业务处理、科学研究、信息发布与绩效评价等需求。

(二) 以健康档案为核心的数据类标准

2009年5月,卫生部(现国家卫生健康委员会)印发《健康档案基本架构与数据标准(试行)》,推进居民健康档案标准化和规范化建设工作。该标准内容包括健康档案基本架构与数据标准、健康档案基本数据集编制规范、健康档案公用数据元标准,以及个人信息、出生医学证明、预防接种、传染病报告、门诊诊疗、住院诊疗等32个基本数据集标准。

2011年起,在《健康档案基本架构与数据标准》基础上,卫生部(现国家卫生健康委员会)发布了大量卫生信息标准。2011年8月2日发布了WS 363《卫生信息数据元目录》、WS 364《卫生信息数据元值域代码》、WS 365《城乡居民健康档案基本数据集》3个系列35项强制性卫生行业标准,于2012年2月1日起施行。随后,分别于2012年3月15日、2012年7月19日、2013年12月27日发布了WS 370《卫生信息基本数据集编制规范》、WS 371《基本信息基本数据集 个人信息》、WS 372《疾病管理基本数据集》、WS 373《医疗服务基本数据集》、WS 374《卫生管理基本数据集》、WS 375《疾病控制基本数据集》、WS 376《儿童保健基本数据集》、WS 377《妇女保健基本数据集》8个系列39项强制性卫生行业标准,分别于2012年9月1日、2012年12月1日、2014年5月1日起施行。

为了整合区域内卫生信息资源,促进个人健康信息跨机构传输与共享,在健康档案基本数据集标准研制的同时,相关部门还组织力量开展了健康档案共享文档相关规范的制定工作。目前,列入标准研究规划的健康档案共享文档规范包括个人基本健康信息登记、出生医学证明、儿童健康体检、传染病报告、预防接种报告、死亡医学证明、高血压随访服务等19项内容。

(三) 以电子健康档案为核心的区域卫生信息平台技术规范

卫生部(现国家卫生健康委员会)于2009年5月31日下发了《基于健康档案的区域卫生信息平台建设指南(试行)》。基于健康档案的区域卫生信息平台是以区域内健康档案信息的采集、存储为基础,能够自动产生、分发、推送工作任务清单,为区域内各类卫生机构开展医疗卫生服务活动提供支撑的卫生信息平台。该平台主要以服务居民为中心,兼顾卫生管理和辅助决策的需要。通过区域卫生信息平台,将分散在不同机构的以人为核心的健康数据整合为一个逻辑完整的信息整体,满足与其相关的各种机构和人员的需要,促进医疗、医药和医保机构的信息共享和业务协同。2017年,在《基于健康档案的区域卫生信息平台建设指南(试行)》的基础上,卫生部(现国家卫生健康委员会)还制定了《基于健康档案的区域卫生信息平台建设技术解决方案(试行)》。目前,区域卫生信息平台建设试点已经展开,其中广东佛山市、上海市、天津市等地作为区域卫生信息平台的试点区域,均已展开了平台的建设工作。

三、国内外公共卫生信息标准建设比较

近20多年来,随着公共卫生信息共享和集成需求的增强,已有很多国际组织和机构致力于公共信息标准化工作,如ICD-10、HL7、ISO等,研制、发布了多项取得业内认可的标准,有些还得到了普遍应用。在我国公用卫生信息标准化的进程中,借鉴相应的国际公共卫生信息标准、跟踪和学习国际先进的标准化理论方法,是解决目前急需的卫生信息标准问题的优先策略。实际上,我国在公共卫生信息标准研制过程中已经充分引进和借鉴了国际上主流的标准体系和技术,例如在卫生信息数据元、数据集标准、元数据管理系统等标准的制定过程中借鉴了ISO 11179元数据注册标准(Metadata registries,MDR)、澳大利亚国家卫生数据字典、英国NHS数据模型与数据字典等。在卫生信息框架、信息模型的开发过程中,借鉴了美国疾病控制与预防中心(CDC)公共卫生信息概念数据模型,加拿大卫生信息研究院的卫生信息概念数据模型、澳大利亚的卫生信息框架等,充分参考了

HL7 V3 RIM 的开发路线及开发方法,公共卫生信息共享文档标准参照 HL7 CDA 文档架构的标准开发。我国居民健康卡规范的制定过程中也采用了 ISO 21549《卫生信息-患者健康卡数据》标准规范。

由于我国公共卫生信息标准化工作起步相对较晚,加之公共卫生信息标准化资源的匮乏和分散,目前在国际先进标准的引进和标准化方法的探索方面还不尽如人意,与发达国家相比,还处在一个初级阶段。主要表现在:对国际先进标准的学习和理解不够深入和系统;标准研制缺乏标准化总体框架的支持;标准化方法和技术不够规范和成熟;对标准的宣传、贯彻和推广力度不够,缺乏监督和评价机制等。为了加快我国公共卫生信息标准化工作进程,还需加强学习和借鉴工作,形成我国公共卫生信息标准化方法学体系。

参考文献

[1] 高复先.信息资源规划——信息化建设基础工程[M].北京:清华大学出版社,2002.
[2] 裴雷,马费成.政府信息资源规划理论的沿革及发展——基于美国政府信息资源规划的历史演进分析[J].图书情报工作,2009,58(23):117-120.
[3] 马家奇,赵自雄,郭岩.公共卫生综合应用信息化策略与实践[J].中国卫生信息管理,2013,10(3):218-222.
[4] 袁政安,夏天,张诚.信息资源规划在疾病预防控制领域的发展与思考[J].中国卫生资源,2014,17(6):458-460.
[5] 张诚,蔡任之,刘星航,等.疾病预防控制信息资源规划的设计与实践[J].中国卫生信息管理,2017,14(2):174-178.
[6] 孟群.我国卫生信息标准体系建设[J].中国卫生标准管理,2012,3(12):24-31.
[7] 夏天,吴凡,施燕,等.区域协同应用框架下的疾病预防控制数据标准制定方法研究[J].中国卫生资源,2014,17(5):380-383.
[8] 张诚,姜轶岚,刘星航,等.疾病预防控制数据标准体系设计[J].中国卫生信息管理,2017,14(1):63-66.

第二章

大数据、人工智能＋公共卫生信息标准建设、应用与创新

第一节 公共卫生信息标准建设

一、公共卫生信息标准分类与框架体系

国家卫生健康委员会从2003年底起组织进行了卫生信息标准化的研究工程,先后启动了"卫生信息框架标准""医院基本数据集标准""公共卫生信息分类框架和基本数据集标准"以及"社区卫生服务功能规范和基本数据集标准"共四个卫生信息标准的基础性研究。中国疾病预防控制中心、中国卫生信息学会公共卫生信息专业委员会承担"公共卫生信息分类框架和基本数据集标准"研究,研究的主要内容为公共卫生信息分类框架、公共卫生信息概念模型、基本数据集标准及决策层数据元标准。从2004年4月开始,历时两年半项目组完成了公共卫生信息分类与编码、概念模型框架、公共卫生服务评价指标体系框架,以及56个基本数据集和1 881个数据元。

二、主要的公共卫生信息标准内容

(一)业务基本数据集标准

1. 卫生信息数据元目录和卫生信息数据元值域代码 2011年8月2日,国家卫生健康委员会发布了WS 363《卫生信息数据元目录》和WS 364《卫生信息数据元值域代码》,适用于我国卫生领域相关信息数据标识信息交换与共享,于2012年2月1日起实施。

WS 363《卫生信息数据元目录》包括总则、标识、人口学及社会经济学特征、健康史、健康危险因素、主诉与症状、体格检查、临床辅助检查、实验室检查、医学诊

断、医学评估、计划与干预、卫生费用、卫生机构、卫生人员、药品设备与器材、卫生管理17个部分，规定了卫生信息数据元的数据元标识符、数据元名称、定义、数据元值的数据类型、表示格式和数据元允许值。

WS 364《卫生信息数据元值域代码》包含总则、标识、人口学及社会经济学特征、健康史、健康危险因素、主诉与症状、体格检查、临床辅助检查、实验室检查、医学诊断、医学评估、计划与干预、卫生费用、卫生机构、卫生人员、药品设备与器材、卫生管理17个部分。

2. 以健康档案为核心的卫生信息基本数据集　2011年起，在《健康档案基本架构与数据标准》的基础上，国家卫生健康委员会发布大量卫生信息标准。包括WS 365《城乡居民健康档案基本数据集》、WS 371《基本信息基本数据集 个人信息》、WS 372《疾病管理基本数据集》、WS 373《医疗服务基本数据集》、WS 374《卫生管理基本数据集》、WS 375《疾病控制基本数据集》、WS 376《儿童保健基本数据集》、WS 377《妇女保健基本数据集》等，具体内容见表2-1。

表2-1　以健康档案为核心的卫生信息基本数据集

业务领域	标准号	标准名称
健康档案	WS 365—2011	城乡居民健康档案基本数据集
个人信息	WS 371—2012	基本信息基本数据集 个人信息
疾病管理	WS 372.1—2012	疾病管理基本数据集 第1部分：乙肝患者管理
	WS 372.2—2012	疾病管理基本数据集 第2部分：高血压患者健康管理
	WS 372.3—2012	疾病管理基本数据集 第3部分：重性精神疾病患者管理
	WS 372.4—2012	疾病管理基本数据集 第4部分：老年人健康管理
	WS 372.5—2012	疾病管理基本数据集 第5部分：2型糖尿病患者健康管理
	WS 372.6—2012	疾病管理基本数据集 第6部分：肿瘤病例管理
医疗服务	WS 373.1—2012	医疗服务基本数据集 第1部分：门诊摘要
	WS 373.2—2012	医疗服务基本数据集 第2部分：住院摘要
	WS 373.3—2012	医疗服务基本数据集 第3部分：成人健康体检
卫生监督	WS 374.1—2012	卫生管理基本数据集 第1部分：卫生监督检查与行政处罚
	WS 374.2—2012	卫生管理基本数据集 第2部分：卫生监督行政许可与登记
	WS 374.3—2012	卫生管理基本数据集 第3部分：卫生监督监测与评价
	WS 374.4—2012	卫生管理基本数据集 第4部分：卫生监督机构与人员

续　表

业务领域	标准号	标准名称
疾病控制	WS 375.1—2012	疾病控制基本数据集 第1部分：艾滋病综合防治
	WS 375.2—2012	疾病控制基本数据集 第2部分：血吸虫病病人管理
	WS 375.3—2012	疾病控制基本数据集 第3部分：慢性丝虫病病人管理
	WS 375.4—2012	疾病控制基本数据集 第4部分：职业病报告
	WS 375.5—2012	疾病控制基本数据集 第5部分：职业性健康监护
	WS 375.6—2012	疾病控制基本数据集 第6部分：伤害监测报告
	WS 375.7—2012	疾病控制基本数据集 第7部分：农药中毒报告
	WS 375.8—2012	疾病控制基本数据集 第8部分：行为危险因素监测
	WS 375.9—2012	疾病控制基本数据集 第9部分：死亡医学证明
	WS 375.10—2012	疾病控制基本数据集 第10部分：传染病报告
	WS 375.11—2012	疾病控制基本数据集 第11部分：结核病报告
	WS 375.12—2012	疾病控制基本数据集 第12部分：预防接种
儿童保健	WS 376.1—2013	儿童保健基本数据集 第1部分：出生医学证明
	WS 376.2—2013	儿童保健基本数据集 第2部分：儿童健康体检
	WS 376.3—2013	儿童保健基本数据集 第3部分：新生儿疾病筛查
	WS 376.4—2013	儿童保健基本数据集 第4部分：营养性疾病儿童管理
	WS 376.5—2013	儿童保健基本数据集 第5部分：5岁以下儿童死亡报告
妇女保健	WS 377.1—2013	妇女保健基本数据集 第1部分：婚前保健服务
	WS 377.2—2013	妇女保健基本数据集 第2部分：妇女常见病筛查
	WS 377.3—2013	妇女保健基本数据集 第3部分：计划生育技术服务
	WS 377.4—2013	妇女保健基本数据集 第4部分：孕产期保健服务与高危管理
	WS 377.5—2013	妇女保健基本数据集 第5部分：产前筛查与诊断
	WS 377.6—2013	妇女保健基本数据集 第6部分：出生缺陷监测
	WS 377.7—2013	妇女保健基本数据集 第7部分：孕产妇死亡报告

3. 国家卫生与人口信息数据标准　WS/T 671—2020《国家卫生与人口信息数据字典》给出了国家卫生与人口领域的通用数据元及其描述，作为相关领域数据类标准的开发指南，适用于国家卫生与人口信息的标准化与规范化，指导数据采集、传输、汇总和集成过程中所使用的各类信息工件的开发，包括数据集、共享文档等。

WS/T 672—2020《国家卫生与人口信息概念数据模型》详细描述了卫生与人口领域信息的特征,明确规定了对象类及其属性和相互关系,为卫生与人口相关领域信息标准的制定和信息系统的研发与管理提供了重要依据。

(二) 信息共享文档标准

卫生信息共享文档(sharing document of health information)是指以满足医疗卫生服务机构互联互通、信息共享为目的的科学、规范的卫生信息记录,其以结构化的方式呈现卫生业务共享信息内容。

2016年,国家卫生健康委员会发布了WS/T 483—2016《健康档案共享文档规范》(含20项卫生行业标准)和WS/T 500—2016《电子病历共享文档规范》(含53项卫生行业标准)等行业标准,这些共享文档标准以结构化的方式表达卫生业务共享信息的内容,为我国医疗卫生服务机构实现互联互通、信息共享提供了必要的信息标准支撑。

(三) 信息系统基本功能规范

1. 慢性病监测信息系统基本功能规范　WS/T 449—2014《慢性病监测信息系统基本功能规范》规定了系统业务功能、系统管理功能和接口功能。慢性病监测信息系统业务功能包括病例报告、随访管理、统计分析和质量控制四个部分,对慢性病监测业务活动中涉及的各个环节进行了功能要求,各机构在实施过程中可在本功能的基础上根据自身需求进行功能扩展。系统管理功能包括用户认证与权限管理、行政区划信息管理、报告单位信息管理、人口数据管理、数据字典管理、数据存储备份与恢复、系统帮助等,对系统管理有关功能进行了详细的说明。接口功能规定了慢性病监测信息系统与医疗机构信息系统、平台及相关业务系统的数据交换接口,可满足慢性病监测信息系统与各类信息系统、信息平台和相关业务系统的数据交换。

2. 人口死亡登记信息系统基本功能规范　WS/T 596—2018《人口死亡登记信息系统基本功能规范》规定了人口死亡登记信息系统的基本功能,包括业务管理、系统管理和数据交换,适用于各级疾病预防控制中心及各类医疗机构死亡登记信息系统的开发和建设。

3. 妇幼保健服务信息系统基本功能规范　WS/T 526—2016《妇幼保健服务信息系统基本功能规范》规定了妇幼健康服务信息系统的基本功能、系统安全要求,以及信息系统各功能之间相互关系、数据共享与协同要求,适用于承担妇幼健康服务的医疗卫生机构以及其他相关机构进行妇幼健康服务信息系统功能的规划、设计、开发、应用和评价。

4. **卫生监督业务信息系统基本功能规范** WS/T 452—2014《卫生监督业务信息系统基本功能规范》规定了卫生监督业务信息系统中卫生行政许可审批子系统、卫生监督检查和行政处罚子系统的功能与要求,适用于各级卫生行政部门和卫生监督业务信息系统设计、开发和数据共享。

5. **医院感染管理信息系统基本功能规范** WS/T 547—2017《医院感染管理信息系统基本功能规范》规定了医院感染管理信息系统基本要求,医院感染监测功能要求,重点部门、重点环节和重点人群监测功能要求,医务人员血源性病原体职业暴露监测功能要求,消毒灭菌效果监测功能要求,以及消毒供应中心质量控制监测功能要求等,适用于设置有住院床位的医疗机构中医院感染管理信息系统的设计、开发与数据共享。

(四) 平台技术规范

1. **基于居民健康档案的区域卫生信息平台技术规范** WS/T 448—2014《基于居民健康档案的区域卫生信息平台技术规范》规定了基于居民健康档案的区域卫生信息平台的技术架构,区域卫生信息平台注册服务、健康档案整合服务、健康档案存储服务、健康档案管理服务、健康档案调阅服务、健康档案协同服务、区域卫生信息平台安全与隐私保护等关键技术要求,区域卫生信息平台IT基础设施建设机构接入要求和性能要求等。该规范适用于区域卫生信息平台的建设,以及相关医疗卫生机构接入区域卫生信息平台。

2. **区域疾病控制业务应用子平台技术规范** WS/T 791—2021《区域疾病控制业务应用子平台技术规范》规定了区域疾病控制业务应用子平台基本组件的构成及其相关的功能规范、交易流程规范、数据采集规范、IT基础设施规范和安全规范。标准的设计符合基于国家四级区域卫生信息平台(国家-省-地市-区县)的整体架构,立足于相对规范的业务流程进行分析研究,在全国范围内具备普遍适用性。标准研制过程中,与区域卫生信息平台技术规范进行了统一,相关命名、结构和定义都与卫生信息平台技术规范保持了高度的一致性。同时,也充分考虑当前工作的实际水平和技术水平,兼顾先进性和可行性。

该标准规范了区域疾病控制业务应用子平台建设,通过标准应用,实现业务应用互联互通、信息共享、有效协同,助力提升医疗卫生服务水平,为各级政府相关卫生决策提供信息支持,推进医药卫生体制改革,提高市民健康水平。

3. **居民健康卡技术规范** WS/T 543—2017《居民健康卡技术规范》统一制定了居民健康卡号编码规则、卡介质规范、卡面规范、卡数据规范、读卡终端要求、数据安全、卡应用共七个方面内容,确立了居民健康卡技术框架,为居民健康卡在全国各地发行提供了统一的标准,确保居民健康卡在全国范围的互认识别和互联互通。其中,医疗卡介质形式包括磁条卡、接触式 IC 卡和射频卡(非接触式)三种,推荐以非接触式射频卡为主要应用介质。居民健康卡数据框架分为身份识别数据、卡识别数据、基础健康数据、管理数据四大类。

(1)身份识别数据:指持卡人的唯一的身份标识,包括身份证件、人口学信息、联系方式等。

(2)卡识别数据:指与居民健康卡基本数据及发卡机构有关的数据,包括卡基本信息、发卡机构信息等。

(3)基础健康数据:指与持卡人急诊、急救相关的静态数据,包括生物标识、免疫接种、医学警示等内容。

(4)管理数据:指与持卡人基本诊疗活动有关的动态数据,包括门诊摘要、病案首页、费用结算信息等。其中,费用结算信息填写新农合住院结算费用。

居民健康卡在各级医疗机构支持患者医疗服务"一卡通",包括患者身份认证、自助挂号、分诊、健康档案调阅、检查及取药刷卡交费、自助票据打印等服务。居民健康卡也支持金融功能,可作为银行卡来使用,存、取款方便自由。同时,居民健康卡预留了大量的"接口",其应用领域可以不断扩展。比如,未来持卡消费领域可扩展到居民的衣、食、住、行等日常生活方面。

(五)大数据、人工智能+公共卫生标准

1. **国家卫生信息资源分类与管理标准** WS/T 787—2021《国家卫生信息资源分类与编码管理规范》规定了国家卫生信息资源目录管理架构、目录编制流程,以及卫生信息资源调查、目录生成、卫生信息资源标识符编码规则等,适用于国家卫生信息资源目录的编制和管理。

WS/T 788—2021《国家卫生信息资源使用管理规范》定义了卫生信息资源的管理职责、使用方式和安全管理要求,适用于卫生信息资源的使用与管理。

2. **健康医疗大数据资源目录** 中国卫生信息与健康医疗大数据学会于 2020

年11月16日发布《健康医疗大数据资源目录体系》,包括5个部分。

T/CHIA 17.1—2020《健康医疗大数据资源目录体系 第1部分:总体框架》规定了健康医疗大数据资源目录体系的总体框架、目录服务形式和流程,描述了总体结构、基本功能、工作流程以及本标准各部分之间的关系,适用于健康医疗大数据资源目录体系的规划和设计。

T/CHIA 17.2—2020《健康医疗大数据资源目录体系 第2部分:技术要求》规定了健康医疗大数据资源目录体系的基本技术要求,适用于健康医疗大数据资源目录管理系统的建设。

T/CHIA 17.3—2020《健康医疗大数据资源目录体系 第3部分:基本元数据》规定了描述健康医疗大数据信息资源特征所需的基本元数据及其表示方式,给出了各类基本元数据的定义和著录规则,用以描述健康医疗大数据信息资源的标识、内容、管理等信息,适用于健康医疗大数据资源目录的编目、建库、发布及查询。

T/CHIA 17.4—2020《健康医疗大数据资源目录体系 第4部分:资源分类》规定了健康医疗大数据的资源分类体系和内容,适用于各级各类医疗卫生机构和社会健康管理机构的信息资源管理和共享服务。

T/CHIA 17.5—2020《健康医疗大数据资源目录体系 第5部分:资源标识符编码规则》规定了健康医疗大数据资源标识符的编号结构、基本规则、注册管理架构及流程,适用于健康医疗大数据资源的编目、注册、发布、查询、维护和管理,为健康医疗大数据资源标识符提供编码依据。

3. 传染病监测大数据资源目录　　中国卫生信息与健康医疗大数据学会于2023年11月14日发布了T/CHIA 33—2023《传染病预警多源数据资源目录》。作为国家层面的数据标准,它建立了我国传染病预警多源数据资源目录,实现了传染病监测预警相关信息在收集、存储、发布、交换等应用中的一致性,为相关信息系统开发提供指导。

该标准在制定过程中,充分考虑目前我国传染病多渠道监测和多点触发预警的业务工作实际需求,平衡各地业务水平,立足于相对规范的业务流程进行分析研究,在全国范围内具备普遍适用性;与同期研制的其他数据资源目录进行了统一和规范,保持了高度一致性;同时也充分考虑当前工作的实际水平和业务发展趋势,兼顾先进性和可行性,有利于标准的应用和推广,从而切实发挥标准的作用。

该标准规范了传染病预警多源数据的资源分类体系和内容，通过标准应用，实现各级各类医疗卫生机构和相关部门的数据资源管理和共享服务，提高传染病监测预警能力，有效降低传染病的公共卫生影响和社会危害。

4. 传染病风险评估与预警服务技术规范　中国卫生信息与健康医疗大数据学会于2023年11月14日发布T/CHIA 34—2023《传染病风险评估与预警服务技术规范》。该标准是团体层面的传染病风险评估与预警服务技术规范，规定了区域内基于多源数据综合监测体系的传染病风险评估与预警服务的内容、技术方法、流程及分级分类推送、响应的内容和方式，实现传染病监测数据规范化、内部预警自动化、外部预警流程化、核心功能标准化，指导相关信息系统开发，提升全社会、全行业对传染病的预警响应能力。

该标准在制定过程中，充分考虑目前我国传染病风险评估与预警实际需要，平衡各地传染病监测预警水平，立足于相对规范的传染病预警服务与分级响应体系进行分析研究。本标准满足多类型传染病的风险评估与预警服务需求，在行业范围内具备普遍适用性。与同期研制的其他传染病风险评估与预警服务技术规范进行了融合和统一，突发公共卫生事件分级、风险评估原则、风险评估流程以及信息安全管理等保持了高度的一致性。同时也充分考虑当前工作的实际水平和传染病防控业务发展趋势，兼顾先进性和可行性，有利于标准的应用和推广，从而切实发挥标准的作用。

该标准规定了区域内基于多源数据综合监测体系的传染病风险评估与预警服务的数据源及预警方法、风险评估、预警信息推送、预警信息反馈、预警信息调整与解除、信息安全管理以及接口规范，通过标准应用，实现面向多类型传染病监测预警提供标准化服务，使区域内公共卫生专业机构、卫生行政部门、医疗机构和社会公众能及时获取风险预警异常信号，并及时科学应对、防范和化解传染病疫情，并推动传染病监测预警体系的现代化发展。

5. 传染病监测一体化数字底座接口标准　该标准规定了国家和省统筹区域一体化传染病监测预警信息平台中传染病监测一体化数字底座的标准，包括总体架构、基础数据、基础服务、基础能力、安全管理、基础接入等要求。核心定义数字底座所包含的基础数据及其更新方式和分类分级、国家平台及省统筹区域平台间数据交换所使用的数据同步和订阅发布机制、安全管理机制等。标准为各级平台中数字底座的标准化建设提供依据，实现多级平台间的数据同步和一体化应用。

第二节 公共卫生信息标准应用与创新

一、公共卫生信息标准应用

卫生信息标准化研究已成为全球卫生信息化关注和行动的重要内容,越来越受到国内外政府组织、卫生管理部门、业务机构和 IT 界的高度重视,各方不断加大投入力度。公共卫生信息标准化研究工作不断发展和完善,其成果将会在卫生信息系统全面建设和信息资源的广泛应用中发挥越来越重要的作用。

(一) 促进公共卫生各领域信息系统的统筹规划和顶层设计

公共卫生领域涵盖疾病预防控制、公共卫生服务、公共卫生管理和卫生监督等众多方面。建立国家公共卫生数据字典,使各个领域在建设各自的信息系统时,有了统一的信息标准指导,有助于在进行信息系统规划设计时实现统筹规划。从顶层架构开始,确保从最基本的数据采集开始的一系列数据运行过程如传输、存储到数据的分析利用和结果的解释的一致性。规范化的描述保证了不同信息系统之间对于数据元的认识不会产生歧义。在此基础上开展规划和建设,可以降低开发强度,提高开发效率,促进系统间的互联互通。

(二) 促进系统间数据交换与共享

公共卫生领域有着丰富的数据资源,包括业务实践和科研活动中产生的所有原始数据、加工产品和相关信息,涉及预防、基础、临床、环境、经济、社会、人文等众多方面。数据元的标准化是公共卫生数据交换和信息共享的基础。对公共卫生信息基本数据集和数据字典进行标准化研究,可在国家层面统一公共卫生数据收集的标准与规范,使公共卫生信息元素实现标准化的表达,进而实现公共卫生数据在系统内及系统之间的有效交换和广泛共享。

(三) 促进公共卫生数据共享资源的管理

公共卫生数据服务体系包括对分布式数据库和数据集的统一管理、目录服务、数据服务、延伸服务等。数据管理利用分布式数据库技术、数据仓库管理技术、元数据技术和网络技术,建立以分布式为主、集成式为辅的数据管理系统。这些必须基于元数据标准、数据元标准、分类与编码标准和数据模式标准,对数据进行汇交、整理加工、存储和数据更新等操作,才能真正实现对共享数据资源的有效管理。

二、公共卫生信息标准创新

(一)公共卫生信息标准特殊性

公共卫生标准作为卫生法规标准体系的重要组成部分,具有很强的技术法规性。与其他标准相比,公共卫生标准具有以下特殊性:

(1)公共卫生标准是为保护人体健康而制定的特殊技术要求,必须建立在危险性评价的基础上,具有严格的科学性和很强的专业性。

(2)公共卫生标准作为卫生监督执法的技术依据,具有很强的技术法规性,同时又必须具有很强的可行性。

(3)公共卫生标准的对象广泛,既有规范产品安全卫生方面的要求,也有规范场所、环境、人群、疾病诊断等各有关方面的卫生技术要求,具有很强的社会性。

公共卫生标准的这些特殊性进一步说明,公共卫生标准在保障人民身体健康、促进我国经济和社会发展方面发挥着更为重要的作用。

(二)公共卫生信息标准创新应用

近年来,大数据、人工智能等新技术发展迅速,促进了各行各业的巨大变革。通过新型信息技术与医疗卫生的有机结合,可共享健康医疗大数据,促进以人的健康为中心的医疗卫生服务模式的创新。同样地,将人工智能等新技术应用于公共卫生领域,与传统疾病流行病学研究相结合,能提高公共卫生监测的效能,有效促进人群健康和预防疾病。进一步应用新兴信息技术整合、利用健康医疗大数据资源,可推动公共卫生信息化标准化发展,为人民群众提供全方位全周期健康服务,为卫生政策制定和卫生水平发展提供决策依据。

对于我国来说,在公共卫生信息标准发展初期,可以充分引用国外成熟标准,或在国外标准的框架下开展研制。但是发展到一定阶段,尤其是积累了一定的标准研制基础后,还是要进行自主创新。以科学的评价为基础,根据我国的实际情况,针对性地提出符合我国特色的技术标准。公共卫生信息标准创新的实现是一个系统工程,需要方方面面的协调和配合。从标准创新的具体实施来看,应注重以下几点:

（1）以科学为依据，充分利用国内外现有研究成果，结合我国国情研制大数据、人工智能＋公共卫生标准。我国虽储备了大量劳动力，人力资本存量却很低，这决定了符合发达国家资本存量较高环境中孕育的标准技术，直接在我国应用时必然效率低下。因此，需要辩证地看待我国的各种优势资源，在其短期不能改变的情况下，围绕资源特点进行相应的标准创新。

（2）突出重点，研制涉及公共卫生、保障人群健康急需的重要标准。要认真研究制定大数据、人工智能＋公共卫生标准的长期规划，同时也要研究制定切实可行的标准年度工作计划，做到长期与近期相结合。按照轻重缓急的原则，突出重点，优先安排与疾病预防控制、妇幼保健和卫生监督等公共卫生工作急需以及保障人群健康的标准项目。

（3）研制具有可操作性、普遍适用性的标准。由于我国各地区发展水平存在差异，而标准又是应用于全国公共卫生行业中，因此标准研制时应平衡各地公共卫生业务水平，充分考虑全国卫生信息采集、传输和存储的实际需要，以业务过程中必需的、基本核心内容来进行标准研制。同时，要符合国家法律法规和已颁布的有关技术规范要求，与已颁布标准或同期研制的其他标准保持统一。

（4）创建可快速推广的标准应用模式。在数据集标准的基础上，结合实际业务场景，配套研制指导系统开发的功能规范和交换规范，并同步研发标准化软件产品。通过数据标准、技术文档、标准化软件等一揽子解决方案，全面、快速实现基于区域卫生信息平台、实现多业务协同及数据共享的数据标准应用推广。传统的标准推广应用模式是开展各级标准培训宣贯落实，速度慢、效果差。该推广应用模式易掌握、易执行、易评估、指导性强、切合政策主流；灵活性强、随需而变，智能驱动，适用于信息化水平不一致的不同地区、领域。

（5）人工智能助力公共卫生标准创新应用。人工智能凭借其强大的数据处理和分析能力，能够对海量的公共卫生信息进行快速整合与挖掘。这有助于更精准地制定和完善公共卫生标准，使其能更好地适应复杂多变的社会环境和健康需求。此外，利用人工智能对公共卫生标准的执行情况进行实时监控和评估，能够及时发现问题并进行调整，保证标准的有效性和适应性。

参考文献

［1］ 孟群.我国卫生信息标准体系建设［J］.中国卫生标准管理，2012，3(12)：24-31.
［2］ 汤学军，王才有，孟群.卫生信息标准工作进展及下阶段工作重点［J］.中国卫生信息管理

杂志,2013,10(1): 40-42,58.
[3] 董方杰,李岳峰,杨龙频.我国卫生健康信息标准工作进展与展望[J].中国卫生信息管理杂志,2019,16(4): 400-405.
[4] 杨雪蓉,王俊淑.卫生信息标准管理系统设计与应用[J].中国卫生信息管理杂志,2020,17(1): 30-33.
[5] 赵霞,刘丹红,李小华.卫生信息数据标准开发方法研究[J].中国数字医学,2019,14(8): 22-25.
[6] 张诚,夏天,毛丹,等.疾病预防控制信息化建设标准体系研究及应用[J].中国卫生信息管理,2022,19(1): 58-62,73.
[7] 张诚,夏天,毛丹,等.基于医疗健康大数据的重大传染病监测预警标准体系构建设想[J].预防医学情报,2024,40(4): 430-434.
[8] 道理,夏天,张诚,等.我国卫生健康数据共享开放利用存在的问题与对策[J].预防医学情报,2024,40(5): 583-587.

第二篇

大数据、人工智能
＋公共卫生安全体系

第三章

公共卫生领域数据安全

第一节 公共卫生数据安全现状

一、公共卫生数据及痛点分析

(一)公共卫生数据类型及敏感性

公共卫生领域的数据是支撑我国疾病预防、健康促进、政策制定和资源分配等关键活动的重要基石,它在维护国民健康、提升医疗服务效率及公平性方面发挥着不可替代的作用。由于公共卫生数据的来源广泛且复杂,涵盖了从临床诊疗、疾病监测、人口统计、环境健康到社会经济状况等多个维度,因此数据类型呈现出多样性,包括但不限于电子病历、实验室检测结果、疫苗接种记录、慢性病管理数据、传染病报告、健康生活方式调查、基因组学信息、地理空间数据等。主要包括以下几种:

(1)计数资料:用于对人群进行分类并统计各类别的数量,例如某地区某种疾病的发病率、死亡率等。

(2)计量资料:是对个体或环境的某些量化属性进行测量的结果,如血压、血糖水平、空气质量指数等。

(3)等级资料:涉及对观察结果按照一定的标准进行分类,如疾病严重程度的轻、中、重分类,或者治疗效果的治愈、好转、无效等。

(4)横断面研究数据:通过在某一特定时间点对人群进行调查,收集数据,用于分析人群的健康状况和疾病分布。

(5)队列研究数据:通过追踪特定人群在一段时间内的健康状况变化,来研究某些因素与健康结果之间的关系。

(6)病例对照研究数据:通过比较有特定疾病的人群(病例组)和没有该疾病

的人群(对照组),来研究疾病与某些因素之间的关联。

(7) 生态学研究数据:通过分析不同地理区域或不同社会群体的健康数据,以研究环境因素对健康的影响。

(8) 传染病监测数据:包括病例报告、流行病学调查等,用于监测和控制传染病的传播。

(9) 健康服务数据:涉及医疗服务的使用情况、医疗资源的分配和利用效率等。

(10) 健康行为数据:包括吸烟、饮酒、运动、饮食习惯等影响健康的行为模式。

(11) 环境健康数据:涉及空气、水、土壤等环境因素对人群健康的影响,如污染水平、环境暴露评估等。

(12) 遗传流行病学数据:用于研究遗传因素与环境因素如何共同影响疾病的发生。

(13) 健康经济数据:涉及健康成本、医疗保健支出、疾病负担等经济因素。

(14) 公共卫生干预数据:用于评估公共卫生政策和干预措施的效果,如疫苗接种率、健康教育项目的影响等。

(15) 电子健康记录数据:通过电子方式记录的个人健康信息,包括医疗史、药物使用、检查结果等。

在公共卫生数据中,个人信息的敏感性是一个备受关注的问题。个人信息通常包括健康医疗数据、生活习惯、行踪轨迹及身份信息等,这些信息具有较高的隐私性和敏感性。在公共卫生领域,数据治理需要平衡个人信息的私密性与公共性价值,处理好个人信息的保密性与公开性、隐私性与共享性之间的关系。

(二) 公共卫生数据安全痛点分析

公共卫生数据内容繁杂,影响范围广泛。它既包括在样本采集、检验检疫、医疗救治过程中收集的生物数据,也包括在开展病毒流调分析过程中取得的地理数据,还包括在公共卫生行政管理过程中收集的身份数据及其管理数据。本研究除了线上查阅相关资料外,还选取不同层级医疗机构开展数据安全现状的调研,通过详细考察当前数据安全基础设施、数据处理流程的安全性以及数据保护措施等,以了解数据安全防护的实际诉求。

公共卫生数据包含大量的个人信息与隐私数据,由于安全体系防护水平不高、应急能力不强、关键安全技术比较落后,容易发生泄露、隐私侵犯与滥用等数据安全问题。同时，不准确、不稳定的人工智能也会导致错误的应用与决策，引发技术安全问题。此外，数据在收集、传输和存储过程中可能出现错误或被篡改，影响决策的准确性，并且不同机构间的信息系统兼容性问题也会阻碍数据的有效共享。随着各国数据保护法规（如 GDPR）的强化，确保数据处理符合法律规定的难度增加，而公共卫生系统的技术更新速度往往滞后于网络安全威胁的演变，旧系统更容易受到攻击。

目前，数据泄露与滥用是公共卫生大数据、人工智能业态下最为严重的数据安全问题。与其严防死守、被动防范，不如主动共享开放，从源头上减少因数据来源获取需求难以满足导致的恶意行为，杜绝因非官方渠道获取不完整、不准确数据引发的各类应用风险。同时，要加强数据安全管理与技术防护，提升相关人员的安全意识和技术水平，建立完善的公共卫生安全体系，并促进跨部门、跨国界的数据合作与交流。

二、公共卫生数据安全挑战及机遇分析

（一）技术挑战

公共卫生领域在处理大量敏感和个人健康信息时，面临着多重数据安全技术挑战。这些挑战不仅涉及技术层面的问题，还牵涉到法律、伦理和操作上的考量。以下是公共卫生领域数据安全技术面临的主要挑战：

1. 数据完整性与真实性

（1）确保数据在整个生命周期中不被篡改或伪造。

（2）验证数据源的可靠性，防止恶意或错误信息污染数据集。

2. 数据加密与解密

（1）加密技术的选择和实施，既要确保数据安全，也要保持数据在合法使用场景下的可访问性。

（2）密钥管理和分发策略的复杂性，以及潜在的密钥丢失风险。

3. 身份验证与访问控制

（1）设计高效且安全的身份验证流程，防止未经授权的访问。

（2）实现精细的访问控制，确保只有授权人员能够访问特定数据。

4. 数据脱敏与匿名化

（1）在保护个人隐私的同时，保持数据的实用性和分析价值。

（2）防止通过数据关联或链接攻击重新识别个人身份。

5. 合规与法律要求

(1) 遵守国家和国际的隐私保护法律法规,如欧盟的 GDPR、美国的 HIPAA 等。

(2) 持续跟踪和适应不断变化的监管环境。

6. 数据集成与互操作性

(1) 多个数据源的整合和标准化,以实现跨系统数据的无缝交换。

(2) 保护数据在不同系统间传输时的安全性。

7. 网络与系统安全

(1) 抵御各种网络攻击,包括 DDoS、SQL 注入、零日漏洞利用等。

(2) 保护基础设施免受物理攻击和内部威胁。

8. 数据生命周期管理

(1) 管理数据从创建到销毁的整个生命周期,确保每个阶段的安全性。

(2) 合规地处理数据保留和销毁政策。

9. 应急响应与灾难恢复

(1) 制订有效的事件响应计划,以便迅速应对数据泄露或其他安全事件。

(2) 确保有可靠的备份和灾难恢复机制。

10. 培训与意识提升

(1) 对员工进行定期的安全培训,增强他们的安全意识。

(2) 促进公共卫生工作人员和患者对数据安全重要性的理解。

这些挑战需要公共卫生机构与技术供应商、政策制定者和安全专家紧密合作,共同设计和实施全面的数据安全策略。

(二) 法规和政策挑战

公共卫生领域的数据安全法规和政策面临着多重挑战,这些挑战源于技术的迅速发展、数据的复杂性以及对隐私和安全的持续关注。

1. 法规滞后与技术进步　当今技术发展速度往往超过现有法规的更新速度,导致法规可能无法及时覆盖新兴的技术和数据处理方式。新兴技术如云计算、大数据分析、人工智能等在公共卫生领域的应用需要更加具体和前瞻性的法规指导。

2. 跨区域和国际合规性　公共卫生数据往往跨越国界,需要遵循不同国家或地区的法律法规,这增加了合规难度。国际间的数据传输和共享协议需要协调,确保数据流动的同时保护数据安全和个人隐私。

3. 数据匿名化与可追溯性之间的平衡　匿名化数据可以减少隐私泄露风险,

但过度匿名可能影响数据的分析价值和疫情追踪的效率。需要在保护个人隐私和保持数据有效性之间找到合适的平衡点。

4. 数据所有权和使用权的界定　数据由谁拥有,以及数据的使用权限如何界定,特别是在公私合作的背景下,是复杂的法律问题。数据共享协议和许可使用条款需要明确,以避免未来的法律纠纷。

5. 资源和能力的限制　小型机构或资源有限的地区可能缺乏实施严格数据安全措施的能力。投资数据安全技术和人员培训需要充足的资金和人力资源。

6. 应急响应和持续监控　在公共卫生紧急情况(如疫情暴发)下,快速反应与数据保护之间的平衡尤为关键。持续的数据安全监控和定期的风险评估是必要的,但可能因资源有限而受到影响。

7. 公众信任和社会接受度　政策和法规需要得到公众的理解和支持,否则可能引起隐私担忧和抵制。提高透明度和公众参与度对于建立信任至关重要。

(三) 机遇分析

公共卫生领域数据安全虽然面临着诸多挑战,但同时也蕴含着许多机遇,尤其是在技术发展、政策创新和公众意识提升等方面。

1. 技术创新与应用　开展新兴技术例如区块链技术、隐私计算技术、人工智能与机器学习技术等的创新,增强公共卫生数据的透明度和安全性,在保护个人隐私的前提下进行数据分析,预测和检测潜在的数据安全威胁,自动识别异常行为,提高安全响应的速度和效率。

2. 跨部门合作与数据共享　建立安全的数据交换平台,促进不同机构间的数据共享,提高公共卫生响应的效率和效果。加强政府、私营部门和非营利组织之间的协作,可以共同开发和实施数据安全解决方案。

3. 国际合作与标准制定　国际组织和国家间的合作,共同制定和采纳统一的数据安全标准和最佳实践。建立跨国界的信任机制,促进公共卫生数据的安全共享和交流。

三、公共卫生数据安全法规与政策

(一) 国内相关法规与政策

我国公共卫生领域数据安全受到多项法规和政策的规范,旨在保护个人隐私、确保数据安全以及促进数据的合法合规使用。

《中华人民共和国数据安全法》规定了数据安全的全流程管理制度,要求对医疗健康数据的收集、使用、存储、加工、传输、提供、公开等全生命周期进行安全管控。

《中华人民共和国网络安全法》对网络安全保护义务、网络运行安全、网络信息安全、监测预警与应急处置等方面做出了规定,对公共卫生领域数据安全也有一定的指导意义。

《中华人民共和国个人信息保护法》强调个人信息的处理应当遵循合法、正当、必要和诚信原则,保护个人信息权益,规范个人信息处理活动,促进个人信息合理利用。

《关于促进数据安全产业发展的指导意见》旨在推动数据安全产业发展,强化数据安全技术和服务体系,促进数据要素市场健康发展。

《健康医疗大数据安全管理办法(试行)》对健康医疗大数据的收集、存储、使用、传输、提供、公开等活动进行了规范,明确了数据安全管理的具体要求。

这些法规与政策要求公共卫生机构在处理数据时,不仅要确保数据的安全性和隐私保护,还要遵守数据的合法收集、使用和分享规则。这些法规的实施,对于促进公共卫生数据的安全管理和合理利用具有重要意义。

(二)国际相关法规与政策

数据安全是一个全球性的议题,各国和国际组织制定了相应的法规与政策来确保数据的隐私、安全和合规使用。

欧洲联盟《通用数据保护条例》是目前全球最严格的数据保护法规之一,适用于所有在欧盟境内处理个人数据的组织,不论其是否位于欧盟内部。它对个人数据的收集、处理、存储和传输设立了高标准,要求组织采取适当的技术和组织措施来保护数据安全。

美国《健康保险可携与责任法案》(HIPAA),其隐私规则和安全规则为美国医疗保健行业设定了标准,确保个人健康信息(PHI)的隐私和安全。它要求医疗机构和相关业务伙伴实施物理、行政和技术保护措施来保护健康信息。

加拿大《个人信息保护和电子文档法》是加拿大联邦级别的隐私法,适用于商业活动中个人信息的收集、使用和披露。在公共卫生领域,它要求组织在处理个人健康信息时遵循特定的隐私原则。

澳大利亚《隐私法》设立了一套澳大利亚隐私原则(APPs),适用于政府机构和私营部门组织在收集、持有、使用和披露个人健康信息时的行为。

英国《数据保护法》为处理个人数据的组织提供了具体指导。

国际标准化组织《ISO/IEC 27001：2013 信息安全管理系统》提供了一个信息安全管理系统(Information Security Management Systems，ISMS)的国际标准,帮助组织确保信息资产的安全,包括公共卫生领域的数据。

除了这些国家层面的法规,世界卫生组织(WHO)和其他国际公共卫生机构也发布了指南和建议,鼓励各国采取措施来保护公共卫生数据的安全和隐私,特别是在全球健康危机期间(如 COVID-19 大流行),确保数据的跨境流动和共享遵循国际认可的最佳实践和标准。

第二节　公共卫生数据安全需求

一、数据安全基本需求

数据安全的基本需求通常围绕着保护数据的三大核心属性：机密性(confidentiality)、完整性(integrity)和可用性(availability)。这三个属性合称为 CIA 三元组,是构建数据安全策略的基础。

1. 数据机密性　确保数据只被授权的用户访问。这涉及限制数据的暴露范围,防止未经授权的查看或泄露。实现机密性的方法包括使用加密技术、访问控制列表(access control lists，ACLs)、身份验证和授权机制等。

2. 数据完整性　保证数据的准确性和可靠性,确保数据不会被未经授权的方式更改或破坏。这可能包括数据的校验和检查、版本控制、数据备份和恢复策略,以及使用数字签名和哈希函数来验证数据的原始状态。

3. 数据可用性　确保数据在需要时能够被授权用户访问和使用。这涉及防止数据丢失和确保数据的连续性,通常通过冗余存储、灾备恢复、高可用架构和网络冗余来实现。

二、法规合规需求

(一) 国内法规合规需求

在国内公共卫生领域,数据合规需求通常基于一系列法规和政策,旨在保护个人隐私、确保数据安全、促进数据的合法合规使用,并维护公共健康利益。

1. 数据收集的合法性　必须有合法依据进行数据收集,且只能收集与目的相关的必要数据。收集个人信息前应向个人明示收集和使用的目的、方式和范围,并取得个人同意。

2. 数据使用的合规性　数据使用必须符合法律法规的规定,不得超出收集时约定的目的范围。公共卫生数据的使用应符合《中华人民共和国数据安全法》的要求,确保数据处理活动的合法性和安全性。

3. 数据保护与隐私　必须采取适当的技术和组织措施,保护数据免受未经授权的访问、泄露、篡改或销毁。对敏感个人信息,如健康状况、基因信息等,应给予更高的保护级别。

4. 数据共享与交换　数据共享和交换应遵循最小必要原则,仅限于实现公共卫生目标所需的范围。《健康医疗大数据安全管理办法(试行)》等政策指导了数据的共享和流通,确保数据安全和隐私保护。

5. 数据跨境传输　如果涉及数据跨境传输,需遵守《中华人民共和国数据安全法》等相关法规,确保数据出境的安全性和合法性。

6. 数据主体权利　数据主体有权知晓自己的数据被如何处理,有权请求查阅、更正、删除其个人信息,以及撤回同意。《中华人民共和国个人信息保护法》赋予了个人对其数据的控制权,包括知情权、访问权、更正权、删除权等。

7. 数据留存与销毁　应按照法律法规要求,确定合理的数据保存期限。在数据不再需要时,应采用安全的方法销毁数据,防止数据泄露或滥用。

(二) 国际法规合规需求

公共卫生领域数据的国外法规合规需求广泛而复杂,因为各国的法律体系和隐私保护标准各不相同。然而,有一些普遍接受的原则和国际性的法规对全球的公共卫生数据管理产生了重大影响。

三、技术工具需求

(一) 数据加密技术

为了确保公共卫生数据的敏感信息安全,防止未经授权的访问、使用、披露、破坏、修改或记录,对公共卫生数据的加密技术提出如下需求:

1. 数据加密标准　使用行业认可的加密标准,如高级加密标准(advanced

encryption standard，AES)或 RSA(rivest-shamir-adleman)算法,来保护数据。采用最新的加密算法版本,以抵御可能的密码破解尝试。

2. 端到端加密　数据在发送前被加密,在接收方解密,确保传输过程中的数据安全。这种加密方法可以应用于电子邮件通信、云存储和远程数据传输等场景。

3. 数据脱敏　在数据用于分析或共享之前去除个人标识信息,以减少隐私风险。脱敏技术包括哈希、替换、随机化和数据屏蔽等。

4. 密钥管理　安全地生成、存储和管理加密密钥,避免密钥丢失或被非法获取。密钥管理系统应符合行业最佳实践,如使用硬件安全模块(Hardware Security Module，HSM)。

5. 加密算法更新　定期评估和更新加密算法,以适应新的安全威胁和技术进步。

6. 安全审计和监控　监控加密系统的性能和完整性,及时发现并解决潜在的安全漏洞。记录加密操作,以便进行合规性和安全性的审计。

7. 用户认证和授权　实施强身份验证机制,如双因素认证,确保只有授权用户才能访问加密数据。基于角色的访问控制(role-based access control，RBAC),限制不同角色的人员访问特定类型的数据。

8. 灾难恢复计划　设计数据备份和恢复流程,即使在加密状态下也能有效恢复数据。

(二) 数据访问控制

公共卫生数据的访问控制需求是确保数据安全和隐私的关键组成部分,它涉及对数据访问的严格管理,以防止未经授权的访问和使用。以下是一些核心的访问控制需求,它们适用于公共卫生数据的处理和存储。

1. 身份验证　所有试图访问公共卫生数据的用户都必须通过有效的身份验证,这可能包括用户名/密码、生物特征识别、智能卡或其他形式的身份证明。双因素或多因素认证(MFA)可以增加额外的安全层,例如结合密码和短信验证码。

2. 授权和权限管理　用户的访问权限应基于最小特权原则(principle of least privilege，PoLP),只授予完成工作所必需的最低权限。应用基于角色的访问控制(RBAC),确保不同职责的用户只能访问与其职责相关的信息。

3. 访问日志和审计　记录所有数据访问活动,包括谁访问了什么数据、何时访问以及进行了哪些操作。审计日志应该被定期审查,以检测任何异常行为或潜在的安全违规。

4. 数据分类和标签　　对数据进行分类,根据敏感度和重要性标记数据,确保高敏感度的数据受到更严格的访问控制。使用数据标签来自动执行访问策略,比如敏感数据可能需要更高层次的认证才能访问。

5. 动态访问控制　　根据实时条件动态调整访问权限,例如,基于位置、时间或设备状态的访问控制。动态控制可以防止在不安全的环境中访问数据。

6. 数据生命周期管理　　管理数据从创建到销毁的整个生命周期,确保在每个阶段都有适当的访问控制。当数据不再需要时,应按照安全政策正确销毁,防止残留数据泄露。

7. 外部访问管理　　对第三方供应商、合作伙伴或远程工作者的访问进行严格控制,确保他们遵守同样的安全标准。通过安全协议(如 SSH、HTTPS)和虚拟私有网络(VPN)来保护远程数据访问。

8. 物理和环境安全　　确保存储公共卫生数据的物理设施有适当的安全措施,如门禁系统、视频监控和入侵检测系统。对于移动设备上的数据,应有丢失或被盗时的远程擦除功能。

9. 法律和合规性　　遵守适用的法律法规,如《健康保险可携与责任法案》(HIPAA)、《通用数据保护条例》(GDPR)等,确保访问控制符合这些规定。

10. 持续监控和更新　　定期审查和更新访问控制策略,以适应新的安全威胁和组织变化。对系统进行渗透测试和漏洞扫描,以识别和修复潜在的安全弱点。

四、数据资产保护需求

由于公共卫生数据资产在保障公众健康、提升医疗服务效率、支持医学研究和应对突发公共卫生事件等方面具有不可替代的重要性,因此保护公共卫生数据资产的安全性至关重要,因为它不仅支撑着公众健康监测、医疗服务效率提升和有效资源配置,还涉及个人隐私保护、法律法规遵守以及国家安全,对于维护社会公共健康利益、支持持续的医疗创新和发展意义重大。

(一) 数据确权

为确保公共卫生数据安全、合法使用以及促进其价值最大化,明确数据的所有权和使用权是重要的基础。

1. 用户同意机制　在收集个人健康信息之前,必须获得用户的知情同意,告知他们数据将如何被使用、谁有权访问以及可能的风险。用户有权随时撤回他们的同意,并能够方便地查询和管理自己数据的使用情况。

2. 合作协议　通过合同或协议的形式,在数据收集、处理、存储和共享过程中明确各方的责任和权限。对于第三方服务提供商,应当签订包含严格保密条款和服务水平协议(SLA)的合作合同,确保数据的安全性和服务质量。

3. 透明度与问责制　公开数据管理政策,增强透明度,使公众能够了解数据是如何被管理和使用的。强化问责制度,对于违反数据管理规定的行为深究责任,以维护数据所有者的权益。

4. 教育与培训　对涉及数据处理的员工进行必要的培训,提高他们对数据所有权和使用权的认识,以及在日常工作中遵守相关规定的意识。开展普及个人信息保护知识的活动,提升社会整体的数据安全意识。

(二) 资产管理

为了确保组织内部的数据资产能够被有效管理、利用和保护,需构建健全的数据资产管理体系,确保安全性和合规性。

1. 数据质量管理　去除不准确或冗余的数据,提高数据质量。制定统一的数据格式和编码规则,便于不同系统间的数据交换和整合。定期检查数据质量,识别并修正错误或不一致之处。

2. 审计与监控　定期审查数据管理实践,确保其符合既定政策和标准。利用自动化工具监控数据资产的访问行为,及时发现异常情况。

第三节　公共卫生数据安全案例

一、国内外成功案例分析

(一) 国内成功案例

在新冠疫情期间,全国各地区高度重视重大公共卫生安全事件的数据安全保护工作。

浙江省动态调整"健康码"红、黄、绿三色赋码规则,同时不断推进数据安全常态化监管,增强技术运维保障。一方面,省委、省政府明确了数据安全主体责任,任何辖区和部门都必须严守法律法规,在拓展健康码应用时切实做好法律评估、安全评估、风险评估工作,视疫情发展情况按规定做好个人隐私信息的销毁或妥善处置工作;另一方面,要求技术服务外包单位逐一签署网络安全和保密协议,加强系统运行过程的实时监测,确保安全管理和技术防护措施落实到位。

某集团开发的一网畅行系统,尽管需要采集居民个人基本信息,对比、碰撞的也是国家最权威、最全面的数据资源池,然而该系统依托的乃是通过高等级安全认证的知识产权的云平台。此平台完全为国产自主研发,在深度、广度还是专业性上都充分回应用户需求,平台上数据采集、存储、管理、使用等全流程合乎规范,核心数据在"安全屋"里得到可控性加工,避免了潜在风险。

基于细分场景制定数据安全指南,能够实现将数据安全治理的原则性指导落实到具体实践,解决一线抗疫工作人员因个人信息保护与数据安全治理意识缺失而导致的敏感个人数据泄露和不合规共享问题。

(二)国际成功案例

IMPaCT-Data 是西班牙创建的一个健康数据空间,通过促进诊所、医院和研究中心之间临床和分子信息的数据共享来促进精准医学研究。

2023 年 5 月,西班牙数据保护局基于此机构发布了一份题为《从〈通用数据保护条例〉(GDPR)的角度对数据空间的近似描述》的指南,以帮助数据保护官员在数据空间的背景下遵守数据保护法。考虑到数据空间中既有非个人数据,也有个人数据,该指南着重于阐述数据控制者和处理者应采取的隐私和安全措施,并且对数据的传播节点、传播角色以及治理措施展开研究。

1. 传播节点和传播角色

(1)产生数据的节点——数据空间消费者:希望在数据空间框架内进行涉及个人数据的处理操作和(或)向数据空间提供数据的自然人或法人(消费者代表消费者/提供商)。

(2)消耗数据的节点——数据空间推动者:向所有干预方提供支持并帮助实施遵守法律和避免数据管理不善,或丢失所需的组织和技术措施的个人或实体。

(3)产生和使用数据的节点——数据空间看门人:健康数据访问机构负责授予欧洲健康数据(EHD)的二次使用权限。看门人促进数据产消者之间,以及数据产消者与数据主体之间的顺畅互动。他们是共同控制者(GDPR 条款 26),同时也是数据持有人的生产消费者。

2. 治理措施

(1) 数据空间消费者

1) 组织措施:① 安全策略;② 安全规则;③ 安全流程。

2) 规划措施:① 风险分析;② 安全架构系统监控措施;③ 入侵检测流程—监控。

3) 数据保护:① 托管;② 保障个人资料。

(2) 数据空间推动者

1) 规划措施:容量大小和管理。

2) 数据保护:① 网络边界加固;② 数据完整性和真实性;③ 信息流隔离。

(3) 数据空间看门人:访问控制措施:① 访问要求;② 职责功能分离;③ 访问权限管理;④ 认证流程(外部用户和内部用户)。

这些措施侧重于身份管理方案、相应的认证和授权程序,以及保障数据的准确性和最小化,维护数据的完整性和保密性。这些安全措施符合国家安全计划(NSS)要求,被认为是可行的。

3. 面临的问题

(1) 即使在数据收集阶段采用了设计公平的方法,实施公平原则仍是确保公平和包容的必要不充分的条件。

(2) 如何在实践中充分应用 GDPR,如何应对其法律复杂性和漏洞,以及如何采用西班牙安全计划(NSS)等法律要求的安全措施来实现数据交换和协作,仍然存在争议。

在该案例中,西班牙各自治区享有不同程度的财政和行政自治权,这反映了社会和文化的差异。因此,通过西班牙这一案例可以了解以公共部门实体为基础的治理机制如何确保合作,同时克服来自不同监管框架和司法管辖区的边界和限制。

二、经验教训与最佳实现

公共卫生数据安全案例中包含了许多宝贵的经验教训,这些教训来源于各种规模和性质的数据泄露、安全事故以及成功防御的实例。其强调了在公共卫生数据安全管理中,预防措施的重要性远大于事后补救。通过加强数据加密、强化访问控制、增强网络安全防护、提升安全培训和意识、数据最小化和脱敏等措施,可以显著降低数据泄露的风险,保护个人隐私和组织声誉。

参考文献

［1］ 张伟,李明.医疗健康数据安全管理研究［J］.中国公共卫生管理,2021,37(5):621-624.
［2］ 中国信息通信研究院.数据安全白皮书［R］.北京:中国信通院,2022.
［3］ 王芳,陈晓红.公共卫生数据治理中的隐私保护问题探讨［J］.中国公共卫生,2020,36(10):1234-1237.
［4］ 马存宁.医院医疗数据隐私保护与安全共享［J］.网络安全技术与应用,2024,(04):130-132.

第四章

大数据、人工智能＋公共卫生新业态下安全体系框架

第一节 公共卫生数据安全技术保障体系

针对完善的公共卫生安全体系建设需求,研究大数据和人工智能技术,建设以"零信任保障高效利用"为核心,从安全组织到安全制度到安全技术保障通盘考虑,形成覆盖公共卫生数据分类分级共享开放体系、数据安全技术保障防护体系、人工智能算法安全防护体系、安全组织架构保障体系为一体的"大数据、人工智能＋公共卫生安全体系"框架(图4-1)。其旨在规范公共卫生数据和人工智能算法应用,促进"大数据和人工智能"在公共卫生应用中的数据可信、AI智能可信,为公共卫生领域的创新应用与数据价值化保驾护航。

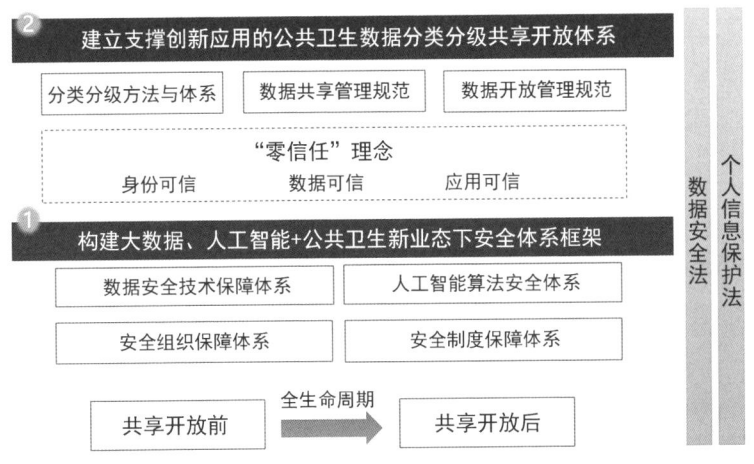

图4-1 大数据、人工智能＋公共卫生安全体系

在全球化背景下,确保数据安全能促进国际间的信息共享与合作,共同应对跨国界健康威胁,如传染病暴发。从国家安全的角度看,某些公共卫生数据可能包含敏感信息,其不当使用或泄露可能构成国家安全威胁。因此,建立健全的数据保护制度和技术防护体系,防范网络攻击和其他形式的数据侵害,是维护公共利益、个人权利、法律遵从和社会稳定的关键。

一、"零信任"数据安全体系

(一)"零信任"定义与原则

"零信任"(Zero Trust)是一种网络安全架构和理念,它颠覆了传统的"边界信任"模型,即不在默认情况下信任网络内外的任何用户、设备或系统,即便是那些已经在防火墙或其他边界安全措施内。"零信任"模型基于的原则是"永不信任,始终验证",目标是减少数据泄露的风险,防止未经授权的访问,并提高整体网络安全态势。通过实施"零信任",组织可以更好地保护其资产,尤其是在日益复杂的IT环境中,包括云计算、物联网(IoT)和远程工作场景。

1. 身份可信　在"零信任"安全模型中,身份可信是指对用户、设备或系统的身份进行持续验证和确认的过程,以确保其在访问网络资源或数据时是可信赖的。这一概念基于"永不信任,始终验证"的原则,意味着无论是在企业网络内部还是外部,所有实体在获得访问权限之前都必须经过严格的身份验证和授权检查。在"零信任"模型中,身份可信是动态的,而不是静态的,这意味着即使在访问期间,系统也会继续评估身份的有效性。这种持续的验证和授权策略有助于确保只有经过验证和授权的实体才能访问资源,从而大大增强了网络安全。

2. 数据可信　在"零信任"安全模型中,数据可信不仅仅指的是数据的真实性或准确性,而是一个更广泛的框架,涵盖了数据的完整性和安全性,确保数据在任何时候都不会被未授权访问、篡改或泄露。数据可信在零信任模型中的定义和实现涉及多个层面的安全控制,要求组织采取主动和持续的数据安全策略,确保数据在任何时候都是安全的,无论是存储在本地、云端还是在传输过程中。这需要跨部门合作和持续的监控,以及定期的安全评估和更新策略以应对新的威胁。

3. 应用可信　在"零信任"安全架构中,应用可信是指确保应用程序在设计、部署和运行过程中符合安全标准和最佳实践,不会成为安全漏洞的入口或被用于恶意目的。"零信任"模型下的应用可信强调了对应用程序安全性的持续关注和动态验证,而非仅仅依赖于一次性的安全评估。这意味着应用程序在每一次请求和交互中都需要被验证,以确保它们的可信状态,要求组织在开发、部署和维护应用程序的过程中,采取多层次的安全控制和持续的监控。

(二)"零信任"在数据安全中的应用

谷歌公司的BeyondCorp项目就采用了"零信任"模型,以取代传统的基于网络边界的网络安全模型。通过实施"零信任"模型,企业不仅能够提高对内部威胁的防护能力,同时也能更好地保护其资产免受来自任何方向的攻击。其实现步骤如下。

(1)身份验证:确保访问者的身份得到确认。

(2)动态授权:根据用户的角色和属性分配权限。

(3)信任评估:计算用户的实时信任值和历史信任值,并考虑惩罚与奖励机制。

(4)资源决策树模型:使用身份管理树状模型提高检索速度和细粒度控制。

(5)资源和权限的量化:通过资源服务器和权限服务器对资源和权限进行量化。

(6)决策值计算:综合资源值、权限值来计算决策值,评估权限申请的安全性。

(7)安全网关审计:在访问过程中进行流量审计,及时切断违规连接。

(8)持续监控与优化:不断收集数据和监控以改进模型性能。

通过上述步骤,"零信任"模型能够在不放松安全性的前提下,提供更为灵活和动态的访问控制策略,从而有效抵御内外部的威胁。

(三)"零信任"数据安全体系的建设

1. 基础设施建设　"零信任"数据安全体系的基础设施建设是一个全面且多层次的过程,它涉及多个关键领域和组件。

(1)身份安全基础设施:身份基础设施是实现"零信任"架构的关键,至少包含身份管理和权限管理功能组件。身份安全访问机制(图4-2),通过身份管理实现各种实体的身份化及身份生命周期管理,通过权限管理台对授权策略进行细粒度的管理和跟踪分析。

智能身份平台建立身份认证、身份授权、身份治理、身份分析等能力,对访问用户进行严格的控制。采用动态认证技术,确认操作者的真实身份,并持续监控用户访问行为以实时调整策略。

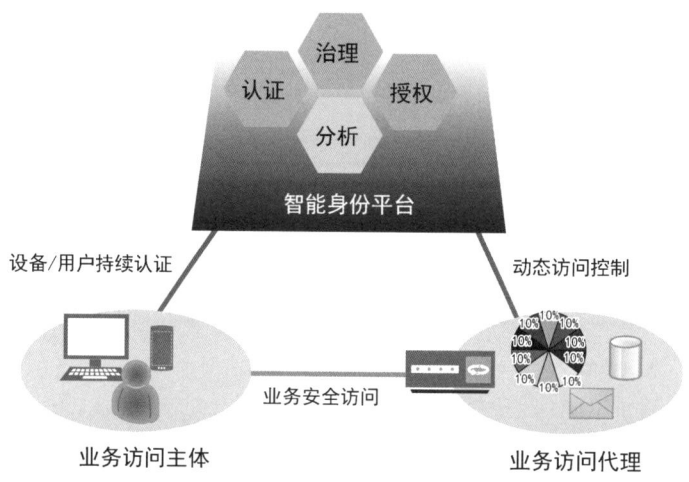

图 4-2 身份安全访问机制

(2) 业务安全访问：业务安全访问设施是确保数据在整个生命周期中得到有效保护的重要组成部分。通过访问代理技术安全、访问控制制度来保障业务安全访问。运用传输加密、业务隐藏、访问代理、流量检测等技术，确保业务访问流量的安全，并有效抵抗中间人攻击。结合通过基于角色的访问控制实现细粒度的访问授权，建设"零信任"的数据安全体系。

(3) 持续信任评估：作为"零信任"数据安全体系中的关键组成部分，持续信任评估系统建设必不可少。设立信任评估引擎，接收来自可信代理和动态访问控制引擎的日志信息，并结合身份库、权限库数据进行综合分析。通过信任评估模型和人工智能算法，对访问行为进行持续分析，对信任进行持续评估，并最终生成和维护信任库，实现基于身份的信任评估能力，同时对访问的上下文环境进行风险判定。

(4) 动态访问控制：是"零信任"架构的安全闭环能力的重要体现，动态访问控制通过技术手段和策略实现对访问请求的实时、精细管理。系统根据用户的身份、设备状态、网络环境和应用安全策略等上下文信息，动态评估用户的访问请求，并实时调整访问权限。通过基于角色的访问控制（RBAC）和基于属性的访问控制（attribute-based access control，ABAC）技术，组合授权实现灵活的访问控制基线，基于信任等级实现分级的业务访问。

(5) 数据流映射：因所有的访问请求都需要经过严格的验证和授权，所以数据流映射成为"零信任"数据安全体系中的关键组成部分。首先，建立数据分类原则，对数据进行全面的发现和分类，识别敏感数据的位置和类型。其次，绘制数据流图，展示数据在系统之间的移动轨迹，对企业网络中的各个流量节点进行实时监控。

（6）宏观和微观分段：宏观分段是指将网络划分为多个大的逻辑区域，每个区域拥有相似的安全需求和访问权限。分段为每个部门的用户创建网络区域，限制网络上的横向移动，这有助于在高层次上限制潜在的威胁传播，通过建立安全的网络边界来保护关键数据资产。微观分段是指将网络管理分解成更小的组成部分，并实施严格的访问策略来限制横向数据流。其应用在云环境、数据中心或微服务架构中，通过将工作负载隔离到独立的安全区域来限制攻击者在网络中的横向移动。

（7）终端数据安全：终端设备通常是数据泄露的主要入口点之一，因此需要采取一系列措施来保护这些设备上的数据。终端设备被使用时，要求用户提供密码加上手机验证码的形式验证身份信息，加强终端使用人的行为管理。遵循最小权限原则，只授予终端用户访问完成工作任务所需的数据和应用程序的权限。同时，终端设备使用全盘加密技术来保护存储，形成完善的数据安全防护体系。

（8）数据传输安全：在"零信任"数据安全体系中，数据传输安全是至关重要的一环。使用端到端加密技术，如 TLS/SSL 协议，确保数据在传输过程中即使被截获也无法被解读，从而保护数据的机密性。在数据传输前，对参与数据交换的用户和系统进行严格的身份验证，并根据用户的身份和角色分配相应的访问权限。构建"零信任"的安全传输隧道，确保只有经过验证和授权的流量能够通过。同时，实时监控数据传输活动，利用流量分析技术检测异常行为，及时发现并响应潜在的威胁。

（9）数据库安全审计：建设"零信任"的控制中心，具备接收来自第三方的数据库审计结果进行风险评估的能力，实现对用户访问系统的行为进行动态阻断，形成数据安全保护的闭环。

基础设施的建设是构建"零信任"数据安全体系的基础，是保障数据安全体系建设及运行的重要基石。

2. 安全策略制定　为确保数据安全可信，制定了一套严格的全方位安全策略，任何试图访问网络或数据的实体（无论是内部还是外部），都必须经过严格的身份验证和授权过程，即使这些实体以前已经被认为是可信的。

（1）最小权限访问原则：为确保系统的安全性和数据的保密性，采取了一种严格的权限管理策略。具体来说,就是只授予用户执行其职责所需的最小权限,这意味着每个用户只能访问其工作所必需的资源和信息。通过这种方式,可有效地限制对敏感数据和系统的访问,从而最大限度地减少潜在的安全风险。

此外,还需定期对员工的权限进行审查和更新,以确保其权限始终与其职责相匹配。如果员工的职责发生变化,则及时调整其权限,以确保其仍然只能访问其工作所需的最小权限范围内的数据和系统。通过这种动态的权限管理方式,能够有效地保护敏感数据,防止未经授权的访问和数据泄露。

(2)数据加密:对存储在设备或服务器上的静态数据以及在网络中传输的数据进行加密处理,以确保数据的安全性和隐私性。

(3)数据分类:为了确保数据的安全性和完整性,对数据进行细致的分类,以便明确不同类型的数据所对应的不同级别的保护需求。通过对数据进行详细的分类,识别出哪些数据是敏感的、重要的,哪些数据是公开的、不那么重要的。有针对性地制定相应的保护措施,确保每一种数据都能得到与其重要性相匹配的保护。

(4)网络分段:将网络划分为多个安全区域,有效地限制横向移动的可能性。具体来说,每个安全区域都可以设定不同的访问权限和安全策略,确保只有经过授权的用户和设备才能进入特定区域。这样一来,即使某个区域被攻破,攻击者也难以跨越这些安全边界,进入其他关键区域。通过这种分层的防御机制,可以显著提高整个网络的安全性,防止潜在的威胁扩散到整个系统。

(5)应用隔离:运用身份验证、授权和加密技术,确保只有合法用户才能访问敏感数据和关键功能。此外,对运行环境进行持续监控和审计,以防止任何未授权的访问或潜在的安全威胁。最大程度地减少数据泄露和系统入侵的风险,确保整个系统的安全性和可靠性。

(6)设备验证:为了确保网络的安全性和稳定性,定期检查并确认所有连接到网络的设备都符合严格的安全标准,以此来预防潜在的安全威胁和漏洞。这包括但不限于个人电脑、服务器、移动设备、网络打印机以及其他物联网(IoT)设备等。

(7)设备健康检查:定期检查所有连接到网络的设备状态,是维护网络安全与稳定的重要方式之一。检查范围包括但不限于操作系统版本、补丁级别、安全设置等关键信息。

(8)持续监控:选择并部署适当的网络监控工具,如入侵检测系统、入侵防御系统等,根据组织的安全政策和网络架构,配置相应的监控规则和警报阈值。建立基准模型,使用统计方法和技术手段,比如机器学习算法,来识别与基线模型不符的网络活动。对所有访问活动进行实时监测,以便及时发现异常行为。

(9)日志记录与审计:制定明确的日志记录策略,包括要记录哪些类型的事件、保留期限、存储位置等。利用日志管理系统集中收集所有日志数据,利用日志分析工具进行实时分析,及时发现异常行为或安全事件。保存日志作为审计证据,以证明组织遵守了相关的安全标准和合规要求。

(10)用户教育:评估组织内部的安全风险和员工的安全知识水平,确定培训的重点领域。开展多样化的培训课程,包括理论讲解、案例研究、实操演练等。定期对员工进行安全意识培训,提高他们识别潜在威胁的能力。

(11)智能决策与自动响应:通过机器学习算法对大量安全数据进行分析,识别出潜在的安全威胁模式和趋势,从而提前预警并采取措施防范。运用人工智能辅助自动化安全决策过程,通过智能算法快速响应安全事件,提高安全运营的效率和效果。当检测到威胁时,自动执行预定义的安全策略。

二、数据安全技术保障防护体系

数据安全技术保障体系,主要针对公共卫生数据共享开放的全流程的数据安全防护技术,包含数据存储安全技术(如国密加密技术)、数据的传输安全、数据的使用安全(如隐私计算)等。

(一)数据存储安全

数据存储安全是保护组织数据免受未授权访问、泄露、损坏或丢失的关键措施之一。为了确保数据的安全性,需要采取一系列的国密加密技术和管理措施。基于透明加密、主动防御技术,可实现对数据库中敏感数据加密存储、访问控制增强、应用访问安全、安全审计以及三权分立等功能。

(1)数据加密技术:通过 AES-256 加密技术对存储在磁盘或存储设备上的静态数据进行加密,有效地保护数据免受未授权访问和篡改的风险。使用安全协议(TLS/SSL)对在网络中传输的数据进行加密,保障数据在传输过程中的安全性和完整性,防止数据在传输过程中被截获或篡改。同时,使用密钥管理系统来安全地存储和管理加密密钥,进一步加强数据的安全性。采取电子签名、数字加密、安全认证和权限管理等技术手段,保障电子文档安全,防止非授权及非法外泄。

(2)存储访问控制:只有经过验证的用户才能请求访问储存数据,并且根据用户的角色和权限来控制其对存储数据的访问。同时,记录和监控用户对存储数据的访问行为,包括访问时间、访问内容和访问结果,以便及时发现和处理异常访问。

(3) 数据备份与恢复:定期对整个数据库、数据集进行完整备份,确保在数据丢失时能够完全恢复。在完全备份的基础上,只备份自上次备份以来发生变化的数据,减少存储空间和备份时间。制订备份计划,并定期执行恢复测试。

(二) 数据共享传输安全

(1) 数据传输加密:数据在共享传输过程中,运用多种技术手段,确保数据的安全性和完整性。使用 HTTPS 协议对数据传输进行加密,保障网络通信中的通信数据安全。采用如 RSA 等公钥密码体制、对称密钥密码体制等对数据进行加密。在传输过程中,结合区块链的不可篡改性和分布式特性,实现数据共享的完整性保护和细粒度访问控制。

(2) 共享平台安全:数据通过数据平台进行共享,平台对数据进行分类和分级,明确不同类别数据的安全级别,以便采取相应的安全措施。平台对敏感数据进行脱敏处理,确保在共享过程中保护个人隐私和企业机密。同时,平台利用区块链技术的不可篡改性和透明性,为数据共享提供安全保障,并实现数据溯源和访问控制。设置数据安全网关,实现数据的动态访问控制和异常访问熔断。共享数据应用数据水印等技术,确保数据在离开平台后的产权防护。

(3) 访问权限管理:平台设定最小权限原则,确保用户仅拥有完成其工作所必需的数据权限,从而减少潜在的数据滥用风险。结合强身份验证机制和实时授权决策,只有经过验证和授权的用户才能访问和使用受保护的数据资源,有效保护数据资产的共享安全。

(三) 数据应用安全

随着大数据、云计算、人工智能和物联网等技术的快速发展,数据应用安全变得越来越重要,因为它直接关系个人隐私保护、企业数据安全以及国家信息安全等多个方面。

数据应用安全主要是通过数据变形的方式处理敏感数据,降低数据的敏感程度,减少在数据采集、传输和使用过程中的暴露风险。运用多方安全计算、同态加密、联邦学习等隐私计算技术,保护数据在收集、存储、处理、传输和共享等环节的安全,在保护数据隐私的同时实现数据的高效利用。

(1) 数据脱敏:对某些敏感信息通过脱敏规则进行数据的变形,实现敏感隐私数据的可靠保护。

（2）数据库安全：主要包括数据库防火墙和数据库审计产品。数据库防火墙是串联部署在数据库服务器之前，解决数据库应用和运维侧两方面的问题；数据库审计是以安全事件为中心，以全面审计和精确审计为基础，对数据库操作进行细粒度审计的合规性管理，对数据库遭受到的风险行为进行实时告警。

（3）个人隐私保护：指个人不愿意为外人知道的信息应得到应有保护，其关注的主要问题是看系统是否提供了隐私信息的匿名化，通常可以从隐私性、数据准确性、延时和能量消耗这几个方面对隐私保护的性能进行评估。

（4）隐私计算：是面向隐私信息全生命周期保护的计算理论和方法，包括但不限于密码学、访问控制、可信计算、机密计算、密文计算、安全多方计算、联邦学习等。

（四）数据销毁安全

数据销毁对于保护隐私、防止敏感信息泄露至关重要，尤其是在设备转售、报废或捐赠之前。数据销毁是一项重要的安全措施，尤其在处理敏感信息时，正确选择和使用数据销毁工具和技术可以确保数据安全地被销毁，避免潜在的安全风险。

采用软件销毁、物理销毁、硬件销毁相结合的方法，确保数据的安全和合规性。通过反复写入随机数据或特定模式的数据来覆盖原有数据，确保原有数据无法被恢复。通过建立针对介质及数据内容的清楚、净化机制，实现对数据的有效销毁，防止因对存储介质中的数据内容进行恶意恢复而导致的数据泄露风险。同时，结合数据分类分级建立数据销毁策略和管理制度，明确数据销毁场景、销毁对象、销毁方式和销毁要求。

数据销毁需通过监管与审计，确保数据销毁过程合法、合规并且有效。数据销毁过程需符合相关的法律法规要求，例如《通用数据保护条例》(GDPR)、《健康保险可携与责任法案》(HIPAA)等，需遵守行业标准，如 NIST SP 800-88r1 等。销毁前，制定明确的数据销毁政策，包括销毁的范围、频率、方法和技术，确定数据销毁的责任人和执行人。制定数据销毁政策和流程，使用适当的技术和工具进行数据销毁。遵循销毁流程，保留详细的销毁记录，包括数据销毁的时间、方式、人员等信息，定期进行数据销毁内部审计。同时，根据审计结果不断改进数据销毁政策和流程。通过实施有效的监管和审计机制，组织可以确保数据销毁过程的安全性、合规性和有效性，从而降低数据泄露的风险，并保护组织和个人的隐私。

(五)数据安全服务

通过前期咨询(业务需求、合规保障)、规划(组织架构、制度流程、安全策略、人员培训),中期建设,后期运营维护(风险检测、监测预警、应急响应)及持续评估,使数据安全体系能够动态地为客户提供数据安全保障。

(六)数据安全治理

从数据分类分级开始,对各类数据安全工具、策略、风险及处置进行统一管理监控,实现制度、策略、人员、工具、服务之间的协同响应,统筹管理。

三、人工智能算法安全防护体系

人工智能算法安全防护体系,是公共卫生数据在智能化建设过程其使用的人工智能算法的安全防护体系,主要是防止因算法的偏移、偏见等带来的恶性影响。

(一)区块链技术

区块链的去中心化、匿名性和不可篡改性为数据安全领域提供了新的研究方向和解决方案,可以提高数据的安全性,防止数据被篡改和泄露,为数据安全防护体系提供技术支持。

在数据共享过程中,因数据分布式存储在区块链网络中的多个节点上,这就大大降低了数据被单一攻击点篡改的风险。区块链网络中的共识机制[如工作量证明(proof of work)或权益证明(proof of stake)]确保了所有参与者对数据的一致性达成共识。任何试图篡改数据的行为都需要重新进行网络共识,这就限制了共享过程中的篡改行为。

数据溯源方面,因数据分布式存储在区块链网络中的多个节点上,这大大降低了数据被单一攻击点篡改的风险。区块链为每个区块添加时间戳,记录数据创建或修改的具体时间。这为数据提供了一个不可更改的历史记录,使得任何篡改都很容易被追踪和识别。一旦数据被记录在区块链上,就很难被更改或删除,这保证了数据溯源的真实性和完整性。

基于区块链独特的数据结构、密码学原理、去中心化特性以及共识机制建立的人工智能算法安全防护体系在数据安全方面具有很强的优势其区块链的数据要素生命周期能在各个阶段为数据提供可信保障(图4-3)。

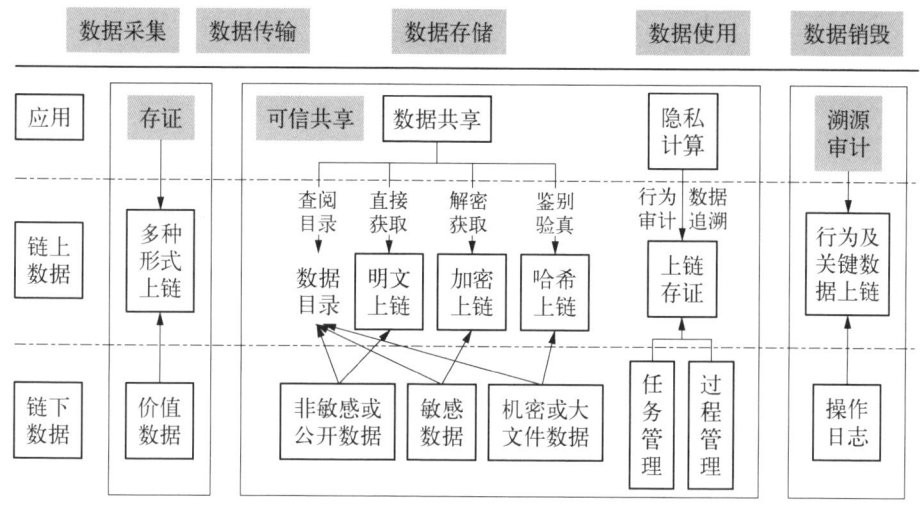

图4-3 数据要素生命周期

数据采集和传输阶段，在合法合规的前提下，将公共卫生数据以多种形式上链存证，从源头保障数据可信。在存储和使用阶段，基于区块链进行分布式多方可信的数据目录管理，为不同类别和敏感级别的数据提供场景化差异化的共享方案，同时通过智能合约保障数据用途和用量的可控可管。在数据销毁阶段，将关键行为操作数据上链存证，实现数据的溯源审计。

（二）隐私计算技术

隐私计算技术是一种在保护数据隐私的前提下实现数据共享和计算的解决方法。它包括同态加密技术、差分隐私技术、多方安全计算技术等，已经在金融、政务、通信、互联网、医疗等多个行业得到应用，帮助这些行业在确保数据安全的前提下，实现数据的共享和价值挖掘。

（1）同态加密技术：采用全同态加密技术，对加密数据执行无限次的任意复杂的计算，解密后的结果与对原始数据直接计算相同。在区块链中，它可以增强智能合约的隐私性。

（2）差分隐私技术：通过在数据中添加随机噪声来掩盖个体的信息，从而使得分析结果不会因为某个个体数据的存在与否而发生显著变化，在提供有用的数据分析结果的同时，最小化对个人隐私的侵犯。

（3）多方安全计算技术：多个参与方在不透露各自输入数据的情况下共同完

成一项计算任务,在保护各方隐私的同时,使各方能够协作进行计算,得出正确的计算结果。

第二节 公共卫生数据安全管理制度

一、安全制度保障体系

安全制度保障体系,围绕数据的安全分级分类基本要求、数据的全生命周期安全管理制度等,推进数据安全体系有章可依。为确保公共卫生数据得到妥善的管理、保护和使用,制定了数据管理与隐私保护机制、访问控制与权限管理机制、安全审计与合规性评估方法及全生命周期安全保障制度,确保数据在整个生命周期中的安全、合规、高效利用。

(一)数据管理与隐私保护机制

为确保数据在整个生命周期内得到有效的管理和利用,制定了包括确立数据管理的指导原则、政策、标准和程序,如数据质量标准、数据保护规则和数据使用政策等;设计和维护组织的数据架构,确保数据的逻辑和物理结构能够支持业务流程和决策需求;实施数据质量控制流程,包括数据校验、清洗、监控和改进措施;制定数据安全政策,包括数据访问控制、加密、数据脱敏和泄露预防措施等;实施隐私保护措施,确保个人和敏感数据得到妥善处理;管理数据从创建、存储、使用、归档到销毁的整个生命周期;制订数据备份计划,建立数据恢复流程;确保不同来源和系统之间的数据能够无缝集成和互相操作,支持数据共享和业务协同;评估和管理数据相关的法律和合规风险等。通过这些机制,能够实现对数据的有效控制,提高数据的业务价值,同时确保数据安全、合规性和道德标准。

特别在隐私保护方面,制定了一系列的实施机制:数据收集时明确告知数据主体收集数据的目的,并执行数据最小化原则,即只收集完成特定目的所必需的最少数据;对敏感数据进行加密,使用对称加密和非对称加密来保护静态和传输中的数据;对个人数据与身份信息进行匿名化和假名化,并单独存储;实施严格的身份验证机制和基于角色的访问控制,只有授权用户才能访问数据。同时,使用差分隐私、同态加密、安全多方计算等技术,在数据分析和计算时增强隐私保护。

对数据的管理和保护机制,需进行定期的评估与改进。评估的主要方法为数据管理能力成熟度评估模型(data management capability maturity model, DCMM),结合数据质量评估管理流程。关键步骤和主要内容为:评估数据治理结构、政策、标准和程序的有效性;检查数据架构的设计、文档化和支持业务需求的能力;评估数据质量控制流程,包括数据校验、清洗、监控和质量改进措施;评估数据安全政策、加密措施、访问控制和隐私保护措施的充分性和执行情况;评估数据创建、存储、使用、归档和销毁的流程和政策;测试数据备份和恢复流程的有效性,确保业务连续性;评估数据集成技术、数据转换和数据交换标准的实施情况;评估数据管理相关的技术平台、软件和工具的性能和适用性;评估用户访问管理、权限分配和身份验证机制;评估数据访问、使用和变更的监控和审计能力等。通过这些评估来识别数据管理机制中的优势和弱点,制定相应的改进措施,提高数据管理的效率和效果,确保数据资产满足业务需求和合规要求,并得到有效利用和保护。

(二)访问控制与权限管理机制

针对数据的访问控制与权限管理,设计了基于角色的访问控制(RBAC)模型,通过角色来分配访问权限(图4-4)。

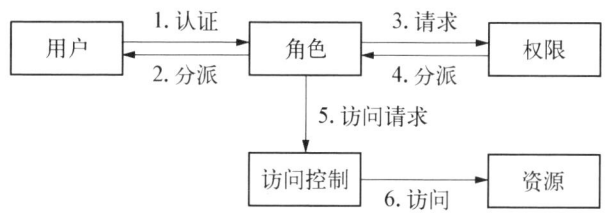

图4-4 基于角色的访问控制模型

权限首先被分配给角色,然后通过角色分配给用户。这样,当需要修改权限时,只需更新角色的权限集合,而无须逐一更改每个用户的权限。RBAC支持职责分离原则,确保用户不能同时拥有执行和审批的权限,从而减少欺诈和错误的风险。同时,遵循最小权限原则,确保用户仅获得完成其工作所必需的最小权限集,从而降低安全风险。

建立统一账号权限管理体系,对敏感区的应用服务器、数据服务器、虚拟桌面以及数据库、数据表等访问统一采用账号权限访问控制管理,并落实账号权限及审批制度,保障数据在授权范围内被使用,防范相关人员恶意窃取、泄露数据的风险。

用户可执行的操作和访问的数据范围受账号权限管理体系的管理和控制,只能访问完成其工作所必需的资源。权限管理系统由用户管理、角色管理、权限分配、访问控制、审计与日志记录、策略管理及会话管理组成,主要包括用户身份验证、用户权限授权、审计用户活动、解析权限策略、存储用户与角色的权限信息等。权限管理系统还将根据用户的上下文信息(如设备安全性、行为模式、网络环境)和实时风险评估,动态调整访问权限,坚守最小权限原则。例如,在一个文件管理系统中,当用户尝试编辑文件时,系统会临时给予写入权限,一旦操作完成则立即撤销。

(三)安全审计与合规性评估

在当今,数据的安全审计与合规性评估十分重要,是维护数据安全、增强客户信任、维护企业声誉和避免法律制裁的关键环节。安全审计不仅可以帮助识别和量化数据安全风险,还能够确保组织采取适当的控制措施来保护数据不受未授权访问、泄露或其他安全威胁的影响。同时,合规性评估保证了组织在数据保护方面的实践与国家法律法规、行业标准和国际协议保持一致,从而避免法律风险和可能的罚款。

数据安全审计制定了审计相关的制度,明确了审计角色和职责、审计目的、内容、方法和步骤。对数据存储、传输和处理过程中的安全风险进行识别和评估,为审计制定合适的规划。审计数据访问权限,确保只有授权用户才能访问敏感数据,并记录访问行为。评估数据在存储和传输过程中的加密措施,确保数据的机密性和完整性。审计数据备份和恢复策略,确保在数据丢失或损坏时能够快速恢复。记录和分析审计日志,包括用户登录信息、操作行为和时间等,以便于安全分析和漏洞排查。检查现有安全控制措施的有效性,包括访问控制、加密技术和防火墙等。对审计过程中发现的不符合安全审计准则的情况,进行确认并提出整改建议,最后编制详细的审计报告,包括审计范围、目的、依据、结论、取证材料和整改建议。

为确保数据的收集、使用和共享过程符合法律法规的要求,在数据安全管理平台建设时,利用自动化合规性评估工具,自动化地进行数据质量评估、数据安全检测等操作,确保数据的合规性和安全性。同时,利用数据安全扫描工具,检测数据泄露风险、安全漏洞等问题,确保数据在存储和传输过程中的安全性。

(四)全生命周期安全保障

公共卫生数据从创建到销毁,每一个环节都应得到妥善的管理和保护。为此,需建立从数据产生到销毁的全生命周期安全保障措施。这包括在数据采集、存储、传输、处理、共享和销毁的每个环节实施相应的安全控制,如访问控制、数据加密、安全审计和应急响应计划等。此外,全生命周期的数据安全保障策略不仅有助于构建公众对组织处理数据方式的信任,降低数据安全事件的风险,还有助于建立可持续发展的数据管理体系,为业务的健康发展奠定坚实的基础。

数据全生命周期安全保障的关键:① 数据分级管理,数据分为 S0 级、S1 级、S2 级、S3 级;② 数据接入管理,签收数据交接单,以加密文件形式交接;③ 数据传输管理,在风险评估的基础上采用合理的加密技术传输;④ 数据储存管理,专门的数据管理员进行统一管理;⑤ 数据使用管理,数据使用采用严格审批制度;⑥ 数据销毁管理,数据使用部门和数据管理部门各至少安排一人共同负责销毁相关数据;⑦ 数据安全管理,数据脱敏、数据备份、数据恢复、数据完整性检查。

二、安全组织架构保障体系

安全组织架构保障体系,是公共卫生数据安全组织保障机制,覆盖人员账号安全、操作行为安全、授权安全、监管安全等。为确保组织能够有效地管理和保护公共卫生数据资产,需构建一个稳健的安全组织架构,包括安全组织架构的设计、组织内部安全职责与角色。

(一)安全组织架构的设计原则

安全组织架构设计的核心原则是权责明确原则,确保组织内的每个部门、团队和个人都清楚自己的职责范围,以及其在安全方面的责任。这一原则有助于避免职责重叠或遗漏,从而确保组织的安全策略得到有效执行。为组织内的各个职位定义明确的安全角色,明确每个角色的具体职责,根据角色的不同,分配相应的权限,并将所有的职责定义、权限分配和沟通渠道等信息文档化,便于查阅和更新。

组织架构中,遵循层级分明原则,设置高层管理、中层管理、基层执行的结构,根据层级的不同,分配相应的权限,如访问敏感信息的权限、审批权限等。同时,定期审查层级结构的有效性,根据组织的变化和发展适时调整。

另外,组织架构的设计具备足够的灵活性和适应性,将安全组织架构设计成由多个独立的模块组成,每个模块负责特定的功能或任务。模块之间的接口建立标准化,当需要更换或升级某个模块时,不会影响其他模块的正常运行。

(二) 组织内部安全职责与角色

安全组织架构保障体系通常包括多个层级的组织内部安全管理团队及其职责,旨在确保组织的信息资产得到妥善保护,防止数据泄露、网络攻击和其他安全威胁。安全管理团队制定和维护组织的安全策略、政策、程序和标准,开发长期的安全战略规划,确保组织的安全实践与业务目标保持一致。随时监控组织的IT环境,发现并应对安全事件,定期进行内部审计,评估安全控制的有效性。及时识别、评估和优先处理组织面临的各种安全风险,制订和执行风险缓解计划,以降低潜在的安全威胁。确保组织遵守相关的法律法规、行业标准和合同义务,监控并报告合规状态,及时处理合规性问题。同时,定期开展安全意识教育和培训活动,提高员工对安全最佳实践的认识。

在安全组织架构保障体系中,安全运营人员扮演着至关重要的角色,其职责涵盖从日常安全监控到事件响应的各个方面,确保组织的数据资产得到妥善保护。相关角色主要包括安全架构师、安全工程师、安全分析师、安全事件响应团队、安全顾问、安全管理员、安全审计员等。其中,安全审计员主要监督数据安全制度的执行情况,并对数据安全工具的有效性进行监督和审计,确保风险得到及时识别和处理。

第三节 公共卫生数据资产管理体系

公共卫生数据资产管理体系旨在规范和优化从数据最初收集直至最终使用的各个阶段,确保数据的质量、安全性和合规性,并促进其在不同利益相关者之间的有效共享和使用。通过构建完善的公共卫生数据资产管理体系,可以极大地提高公共卫生活动的效果和效率,为保障公众健康作出更大贡献。

首先,定义好各个层级在数据资产管理中的角色和职责,包括数据所有者、管理者、使用者等,并由指定人员负责制定和监督执行数据管理措施。其中,数据所有者对特定类型的数据拥有最终责任,确保其符合法律要求并决定使用目的;数据管理者负责日常管理和维护,制定实施策略、监控访问权限、处理投诉问题,并组织员工培训;数据使用者则需遵守规定,仅限于授权目的访问和处理数据,并报告任何异常情况。

其次，进行公共卫生数据收集时，确保数据的安全性和隐私保护，遵循最小化原则，对数据进行匿名化或去标识化处理，减少直接识别个人的风险，特别是在数据共享或用于研究时。对公共卫生数据进行分类分级，制定适当的管理和保护措施，并定期评估分类标准和保护措施的有效性，提供员工培训，提升公众意识，以持续改进数据管理体系。

最后，组建专业的应急响应小组，准备详细的应急预案，确保实际安全事件发生时能迅速有效地采取行动。应急预案需涵盖事件分类与优先级划分、详细的响应流程、内外部沟通策略、技术支持工具以及恢复与重建方案，并将所有文档化以便查阅和及时更新。为了确保迅速有效的行动，建立 7×24 h 监控体系即时响应异常活动，加强与外部机构的合作以获取必要支持，并在每次事件后进行全面复盘以不断优化预案。

参考文献

［1］曾梅月，郭智旺.零信任架构在政务大数据平台网络安全中的应用研究［J］.信息与电脑（理论版），2024，36(19)：178-180.

［2］张文璈.构建零信任网络框架下的数据保护策略研究［J］.网络安全和信息化，2025，(01)：149-151.

［3］李建华，银鹰，李思源，等.大数据安全与隐私计算技术综述［J］.网络空间安全科学学报，2024，2(06)：1-15.

第五章

公共卫生数据分类分级共享开放体系

第一节 数据分类分级现状

一、数据分类分级政策与标准

(一) 国内外数据分类分级政策对比

为应对数据安全挑战,中国近年来出台了一系列法律法规,如《中华人民共和国数据安全法》和《中华人民共和国个人信息保护法》,明确了数据分类分级的基本原则和要求。为支撑国家数据分类分级保护制度,在国家数据安全工作协调机制指导下,根据《中华人民共和国数据安全法》《中华人民共和国网络安全法》《中华人民共和国个人信息保护法》及有关规定,中国电子技术标准化研究院联合中国科学技术大学等36家单位,共同研制了 GB/T 43697—2024《数据安全技术 数据分类分级规则》国家标准。该标准规定了数据分类分级的原则、框架、方法和流程,并给出了重要数据识别指南,其实施标志着我国数据分类分级工作步入规范化、标准化轨道。

2024年上半年,中国在数据分类分级方面出台了一系列政策文件,如国家数据局等部门的《"数据要素X"三年行动计划(2024—2026年)》,明确了数据要素市场的发展方向和重点领域。各地方政府也积极响应,如贵州省大数据局印发的《贵州算力券管理办法(试行)》,安徽省委办公厅、安徽省政府办公厅印发的《加快推进数字经济高质量发展行动方案(2024—2026年)》,以及河南省、上海市、山西省等地发布的相关政策,均对数据分类分级提出了具体要求。

美国是数据分类分级制度的先行者之一,其制度以保密等级为基础,由国家档案和记录管理局(National Archives and Records Administration,NARA)制定。

数据被划分为不同等级,并采取相应的控制措施。这种制度的优点在于明确划分了不同等级的数据,为数据管理者提供了统一的管理标准。然而,该制度主要适用于涉密数据,对于其他类型的数据管理可能不够灵活。

英国的数据分类分级制度更加注重数据的敏感性和重要性。政府数据被分为六个等级,从最高机密到公开,每个等级都规定了相应的控制措施。这种制度强调对数据敏感性和重要性的评估,为数据管理者提供了更大的自主权,利于更准确地对数据进行管理和控制。

德国在数据分类分级方面注重数据的保护和隐私。根据德国法律规定,个人数据受到严格保护,需要经过相应程序的许可才能使用和传输。德国的数据分类分级制度将数据分为不同等级,并制定了相应措施以保护数据的隐私和安全。

以色列通过设立国家资料档案管理局(ILSA)来管理和分类数据。数据被分为六个等级,每个等级都有相应的保密等级。以色列的数据分类分级制度注重维护国家安全和信息安全,对涉及国家安全的数据进行了更加严格的管理和控制。

综上可知,在数据分类分级方面,国内政策更注重行业领域和业务属性的结合,通过制定统一的分类分级标准,推动各行业领域的数据管理和保护工作。而国外政策则更多地关注数据的敏感性和重要性,以及数据泄露可能带来的风险,进而制定更加灵活和细化的分类分级制度。

此外,国内数据分类分级工作仍处于起步阶段,面临诸多挑战,如法律法规建设滞后、创新应用领域不广等。相比之下,国外一些国家在数据分类分级方面已经形成了较为完善的制度和体系,具有较高的实施效果。随着全球数字化转型的加速,数据分类分级工作将越来越受到重视。国内应加快完善相关法律法规和标准规范,推动数据分类分级工作的深入开展。同时,借鉴国外先进经验,结合我国实际情况,制定更加科学、合理、有效的数据分类分级制度。

(二)现行数据分类分级标准分析

在数字化浪潮汹涌澎湃的当下,数据安全已成为国家、企业和个人不容忽视的重大议题。数据分类分级是数据使用管理和安全防护的基础,为数据尤其是重要数据制定分类分级制度并依规管理,是实现数据安全目标的重要工作。

GB/T 43697—2024《数据安全技术 数据分类分级规则》国家标准正式稿发布,并于2024年10月1日正式实施,为各行业领域、各地区、各部门和数据处理者开展数据分类分级工作提供了指导方向。该标准将《数据分类分级要求》与《重要数据识别指南》两标准进行合并,不仅规定了数据分类分级的通用方法,而且进一步细化、补充了重要数据识别的执行要求。其制定旨在通过科学的分类分级方法,识别和保护数据中的关键信息,确保数据安全可控,同时明确给出数据分类分级通用规则,支撑《中华人民共和国数据安全法》第二十一条的贯彻落实。

1. 分类方法　数据分类主要按照行业领域和业务属性进行。各行业领域主管(监管)部门会根据业务属性,对本行业领域数据进行细化分类。例如,从数据主体角度,可将数据分为个人信息、企业数据、政府数据等类别。

2. 分级标准　数据分级的目的是保护数据安全,根据数据在经济社会发展中的重要程度,以及一旦遭到泄露、篡改、损毁或者非法获取、非法使用、非法共享,对国家安全、经济运行、社会秩序、公共利益、组织权益、个人权益造成的危害程度,将数据从高到低分为核心数据、重要数据、一般数据三个级别。

(1) 核心数据:关系国家安全重点领域的数据,关系国民经济命脉、重要民生、重大公共利益的数据,以及经国家有关部门评估确定的其他数据。核心数据一旦遭到非法使用或共享,可能直接影响政治安全。

(2) 重要数据:特定领域、特定群体、特定区域或达到一定精度和规模的数据,一旦被泄露或篡改、损毁,可能直接危害国家安全、经济运行、社会稳定、公共健康和安全。仅影响组织自身或公民个体的数据,一般不纳入重要数据范畴。

(3) 一般数据:核心数据、重要数据之外的其他数据。

GB/T 43697—2024《数据安全技术　数据分类分级规则》的发布,为我国数据安全治理开启了新篇章。通过标准化的数据分类分级实践,不仅可以提升数据管理的精细化水平,还能有效应对数据安全面临的诸多挑战,为数字经济的持续健康发展保驾护航。各行业领域应积极响应,携手共筑数据安全防线,共创数字时代的美好未来。

(三) 政策与标准实施效果评估

近年来,国家层面出台了一系列关于数据分类分级的政策法规,为数据分类分级工作提供了法律依据和制度保障。同时,国家还发布了 GB/T 43697—2024《数据安全技术　数据分类分级规则》等国家标准,明确了数据分类分级的具体要求和实施方法。各行业领域主管(监管)部门积极响应国家政策号召,制定本行业领域的数据分类分级标准规范,并指导行业内企业开展数据分类分级工作。例如,工业和信息化、金融、教育等领域都已经或正在制定和实施相应的数据分类分级政策。

企业作为数据分类分级工作的主体之一，积极响应政策要求，开展数据分类分级工作。一些大型企业已经建立了完善的数据分类分级管理制度和流程，并配备了专业的数据管理团队和技术工具，以确保数据的安全和合规使用。同时，一些企业还在实践中不断探索数据分类分级的新方法、新技术和新模式，为数据治理提供了有益的经验和借鉴。

人力资源和社会保障部、国家数据局等部门联合发布了《加快数字人才培育支撑数字经济发展行动方案(2024—2026年)》，旨在培养更多具备数据分类分级能力的专业人才。各高校、培训机构也加大了对数据分类分级相关课程的开设力度，提升相关领域的专业人才储备。

通过实施数据分类分级政策，企业和机构能够更加清晰地识别出核心数据和重要数据，并采取相应的保护措施，如加密存储、访问控制等，从而有效降低数据泄露和滥用的风险。数据分类分级有助于企业更好地理解和利用数据资源，通过对不同级别数据的差异化管理和使用，提升数据利用效率，为企业的决策提供有力支持。数据分类分级政策的实施为数字经济的健康发展提供了有力保障，推动了数据要素市场的形成和发展，促进了数据资源的有效配置和利用。

随着数据分类分级政策的不断实施和完善，国内的数据治理政策法规体系也在逐步健全，为数据产业的发展提供了更加坚实的法律基础和制度保障。

二、数据分类分级规则制定

(一) 数据分类规则制定方法

数据分类可根据数据管理和使用需求，结合已有数据分类基础，灵活选择业务属性将数据细化分类。

1. 数据资产梳理　首先，需要对组织内部的数据资产进行全面梳理，确定待分类分级的数据资产及其所属的行业领域。这一步骤涉及对企业内的资产进行盘点，形成资产清单；对企业的结构化、非结构化数据源进行清查，以绘制数据资产地图，直观地描绘数据资产的分布、数量、大小、归属等详细信息，帮助企业摸清组织内部的数据资产家底。

2. 制定内部规则　根据行业领域数据分类分级标准规范，结合处理者自身数据特点，制定自身的数据分类分级细则。具体操作包括：

(1) 如果行业领域主管部门已制定行业领域数据分类分级规则，处理者应结合自身实际,参考 GB/T 43697—2024《数据安全技术　数据分类分级规则》的数据分类分级方法,按照行业领域数据分类分级规则细化执行。

(2) 如果所属行业领域没有行业主管部门认可的数据分类分级标准规范的,或存在行业规范未覆盖的数据类型,则按照《数据安全技术　数据分类分级规则》进行数据分类分级。

(3) 如果业务涉及多个行业领域,可在参考《数据安全技术　数据分类分级规则》的基础上,分别按照各个行业领域的数据分类分级标准规范细化执行。

3. 考虑业务需求和数据特点　在制定数据分类规则时,应考虑业务的相关性、数据的敏感性、风险的可控性等因素,根据业务特点和数据属性进行分类。例如,个人信息、商业秘密、国家秘密等不同类型的敏感数据应被区分开来。同时,考虑数据的敏感性、重要性和潜在风险进行分级,如一般数据、重要数据、核心数据等。

4. 动态调整　随着业务发展和安全环境的变化,应及时调整分类结果,确保数据安全可控。这意味着分类分级的方法和标准需要具有一定的灵活性,以适应不断变化的数据安全需求。

(二) 数据分级规则制定原则

1. 合法合规原则　数据分级应严格遵守国家法律法规和行业标准的要求,确保分级结果的合法性和合规性。同时,还需要关注国际数据保护趋势和最佳实践,确保分级规则的先进性和适用性。

2. 可执行性原则　分级规则应具有可操作性,便于实施和管理。分级不宜过多过细而导致执行成本巨大,也不宜过少过宽而导致效能丢失。分级结果应能够清晰地指导数据的安全保护和使用。

3. 时效性原则　数据的安全级别并非一成不变,可能会随着时间迁移、法规变化、业务发展等因素发生变化。因此,分级规则应具有时效性,能够及时反映数据的重要性和敏感性变化,并作出相应的调整。

4. 自主性原则　数据分级应结合组织自身的业务特点和需求进行制定,灵活调整以适应不同场景和情况。同时,还需要考虑数据所有者和使用者的权益,确保分级规则的合理性和公正性。

5. 合理性原则　分级规则应合理设置数据的安全级别,避免过严或过松导致数据过分集中或分散。分级结果应能够平衡数据的安全性和可用性,促进数据的合规使用和价值最大化。

(三)分类分级规则制定案例分析

案例一:某金融公司数据分类实践

某金融公司因业务发展迅速,数据量不断增长,面临数据管理和安全挑战。为了提升数据管理效率并确保数据安全,公司决定实施数据分类管理。首先,公司制定了明确的数据分类策略和目标,并成立了专门的数据治理团队负责实施。通过收集和分析现有数据资源,公司制定了详细的数据分类标准,包括数据类型、来源、用途等维度。然后,根据分类标准设计了具体的分类方案,并进行实际数据的分类测试。在测试过程中,公司发现了一些分类规则需要调整的地方,并及时进行了优化。最终,公司成功建立了完善的数据分类体系,并制定了相应的数据访问控制策略和安全保障措施。通过实施数据分类,公司有效提升了数据管理的效率和安全性,为业务发展提供了有力支持。

案例二:某制造业企业数据分级实践

某制造业企业在生产过程中产生了大量数据资源,包括生产数据、设备数据、质量数据等。为了保障数据的安全性和合规性,企业决定实施数据分级管理。首先,企业梳理了现有的数据资源,并分析了数据的敏感性和重要性。然后,结合国家法律法规和行业标准的要求,企业制定了详细的数据分级规则,即根据数据的敏感程度和对企业运营的影响程度将数据划分为不同级别,并制定相应的保护措施和管理要求。在实施过程中,企业还建立了数据分类分级的审核和监控机制,定期对数据分级情况进行检查和评估。通过实施数据分级管理,企业有效提升了数据的安全性和合规性,降低了数据泄露和滥用的风险。同时,企业还通过优化数据管理和利用流程,提升了生产效率和质量水平。

第二节 公共卫生数据分类方法

一、公共卫生数据分类现状及挑战

随着公共卫生事业的不断发展,各国政府和卫生机构逐渐认识到数据分类的重要性,并制定了相应的分类标准。这些标准通常基于数据的来源、类型、用途和敏感性等因素进行分类。例如,我国已经实施了国家基本公共卫生服务项目,其中就包括了针对不同人群和疾病的公共卫生数据分类。公共卫生数据涵盖广泛的领域,包括传染病监测、慢性病管理、妇幼保健、疫苗接种等多个方面。这些数据通常按照不同的业务需求和管理要求进行分类,如按照数据类型(结构化、非结构化)、数据来源(医疗机构、疾控中心、社区等)、数据用途(疾病防控、健康监测、政策制定等)进行分类。

随着大数据、云计算、人工智能等技术的不断发展,公共卫生数据的收集、存储、分析和应用能力得到了显著提升。这些技术为公共卫生数据的分类提供了更加高效和精准的工具。

公共卫生数据涉及个人隐私和敏感信息,因此在分类过程中需要严格遵守相关法律法规和隐私保护政策。然而,在实际操作中,如何平衡数据利用和隐私保护之间的关系仍然是一个难题。

由于数据来源的多样性和复杂性,公共卫生数据的质量往往参差不齐。这些数据可能存在缺失、错误、重复等问题,给数据分类带来了困难。公共卫生数据通常分布在不同的医疗机构、公共卫生机构和政府部门之间,这些机构之间的数据整合和共享存在诸多障碍。例如,数据格式不统一、数据标准不一致、信息共享机制不健全等问题都可能导致数据整合和共享的困难。

尽管国家和相关部门出台了一系列政策和法规来规范公共卫生数据的管理和利用,但部分法规和标准可能滞后于技术的发展和应用。这导致在实际操作中存在一些法律空白和模糊地带,给数据的分类和利用带来了一定的不确定性。

二、公共卫生数据分类标准体系

公共卫生数据分类标准体系是指为规范和指导公共卫生数据的管理、共享和利用而制定的一系列标准、规范和技术要求的总称。该体系旨在促进公共卫生信息的共享、交换与利用,提高公共卫生服务效率和质量。公共卫生数据分类标准体系通常包括以下几个主要组成部分:

(1)基础类标准:主要定义了公共卫生数据分类的基础概念、原则和方法,如数据元、元数据、信息分类与编码规则等。这类标准是构建整个分类标准体系的基础。

(2)数据类标准:具体规定了公共卫生数据的分类方法、分类目录和分类代码。这些标准通常根据数据的来源、类型、用途等因素进行分类,确保数据的系统性、规范性和可比性。

(3)技术类标准:主要涉及公共卫生数据的采集、存储、处理、分析和共享等方面的技术要求和规范。这些标准旨在确保数据在各个环节中的质量和安全性。

(4) 管理类标准：指对公共卫生数据分类和管理工作的组织、流程、制度等方面的规定。管理类标准为数据的分类、整理、归档、利用等环节提供了指导和保障。

根据中国疾病预防控制中心等机构的相关资料，公共卫生数据的分类体系通常包括以下几个方面：

(1) 卫生监测数据资源：包括营养与食品卫生、职业卫生、环境卫生、学校卫生、放射卫生、妇幼卫生、饮用水卫生、精神卫生、老年卫生、口腔卫生等方面的监测数据。

(2) 疾病监测数据资源：包括传染病(如 SARS)、地方病、寄生虫病、慢性非传染疾病、职业病、公害病、食源性疾病、学生常见病、伤害、中毒等疾病的三间分布资料及其他相关信息。

(3) 突发公共卫生事件监测数据资源：包括检测、应急指挥、救治、应急储备等方面的数据。

(4) 预防接种数据资源：包括计划免疫、应急预防接种等数据。

(5) 公共卫生实验室数据资源：包括省、地、县疾病预防控制机构检验能力标准，标本、试剂等实验室相关数据。

(6) 健康促进数据资源：包括健康教育资源及健康促进技术指导、技术咨询、技术培训、宣传课件等信息。

(7) 公共卫生资源：包括业务机构资产、人力资源、实验室仪器设备、菌种菌株资源等。

(8) 疾病预防控制政策法规：包括疾病预防控制法、法规、条例、标准等。

统一的分类标准和规范，可以确保公共卫生数据在采集、存储、处理和分析等各个环节中的质量和一致性。分类标准体系有助于实现不同机构、不同系统之间的数据共享和交换，提高公共卫生工作的协同性和效率。准确、全面的公共卫生数据为政策制定者提供了科学依据，有助于制定更加精准、有效的公共卫生政策和措施。分类标准体系是公共卫生信息化建设的重要组成部分，有助于推动公共卫生信息化水平的不断提升。公共卫生数据分类标准体系在公共卫生领域具有重要地位和作用，是保障公共卫生数据质量、促进信息共享、支持决策制定和推动信息化发展的基础。

三、公共卫生数据分类技术方法

公共卫生数据分类应遵循科学、实用、边界清晰、点面结合、动态更新的原则，确保分类的准确性和有效性。

公共卫生数据可以按照业务属性和数据属性进行分类。根据公共卫生数据的业务领域,可将其分为个人信息、机构运营数据、医疗应用数据、医疗支付数据、公共卫生数据、医学教育研究数据等一级类别。在一级分类的基础上,根据数据的具体属性进行细化分类。例如,公共卫生数据可进一步细分为环境卫生数据、传染病疫情数据、疾病监测预防数据、出生死亡数据等子类。

1. 基于数据内容和属性的分类

(1) 个人健康数据:包括个人的基本健康信息、健康体检结果、疾病诊疗信息等。这些数据通常与特定个体相关联,具有高度的隐私性和敏感性。

(2) 疾病防控数据:主要包括疫情信息、疾病监测数据、疫苗接种数据等。这些数据对于疾病的预防和控制至关重要,有助于了解疾病的流行趋势和制定防控策略。

(3) 卫生监督数据:包括卫生监督检查数据、违法行为查处数据等。这些数据反映了卫生监督工作的成果和存在的问题,对于提升卫生监督水平具有重要意义。

(4) 医疗保健数据:主要包括医疗服务提供数据、医疗质量控制数据、药品供应数据等。这些数据对于评估医疗服务质量、优化医疗资源配置具有重要作用。

(5) 健康促进数据:包括健康教育数据、健康行为数据、健康环境数据等。这些数据有助于了解公众的健康素养和健康状况,为制定健康促进政策提供依据。

2. 基于数据来源和用途的分类

(1) 监测数据:如疾病监测数据、环境因素监测数据等。这些数据通常通过特定的监测系统和程序收集,用于评估公共卫生状况和风险。

(2) 调查数据:如流行病学调查数据、健康调查数据等。这些数据通过问卷调查、访谈等方式收集,用于深入了解公共卫生问题的具体情况和影响因素。

(3) 管理数据:如卫生监督数据、医疗保健数据等。这些数据主要用于卫生管理和服务提供,有助于提升管理效率和服务质量。

3. 基于数据处理和分析需求的分类

(1) 结构化数据:如电子病历、健康档案等。这些数据具有固定的格式和字段,便于计算机处理和分析。

(2) 非结构化数据:如医疗影像、文本报告等。这些数据格式多样,需要采用特定的技术和方法进行处理和分析。

四、公共卫生数据分类技术的实施步骤

(1) 明确分类目标和标准:根据公共卫生工作的实际需求和数据特点,明确分

类的目标和标准。

（2）收集和分析数据：广泛收集公共卫生领域产生的各种数据，并进行初步的分析和整理。

（3）制定分类方案：根据分类目标和标准，制定详细的分类方案，包括分类的层次、类别和规则等。

（4）实施分类操作：按照分类方案对数据进行分类操作，确保数据的准确性和一致性。

（5）评估和调整：对分类结果进行评估和验证，根据需要进行调整和优化。

第三节　公共卫生数据分级方法

一、公共卫生数据分级需求分析

公共卫生数据分级需求涉及数据的安全性、隐私保护、使用效率以及法律合规等多个方面，主要基于数据的敏感性、重要性以及使用场景和被破坏后可能造成的危害程度进行考量，分级应确保数据的保护力度与其价值和风险相匹配。

公共卫生数据可以分为核心数据、重要数据、一般数据，并对应不同的管理要求和使用权限，"核心数据严格管理、重要数据重点保护、一般数据分级防护"。

核心数据：指对领域、群体、区域具有较高覆盖度或达到较高精度、较大规模、一定深度的，一旦被非法使用或共享，可能直接影响政治安全的重要数据。核心数据主要包括关系国家安全重点领域的数据，关系国民经济命脉、重要民生、重大公共利益的数据，经国家有关部门评估确定的其他数据。

重要数据：指特定领域、特定群体、特定区域或达到一定精度和规模的，一旦被泄露或篡改、损毁，可能直接危害国家安全、经济运行、社会稳定、公共健康和安全的数据。仅影响组织自身或公民个体的数据一般不作为重要数据。

一般数据：指核心数据、重要数据之外的其他数据。

公共卫生数据分级需求分析是公共卫生数据管理工作的重要组成部分。通过科学合理地划分数据级别并制定相应的管理要求和使用权限，可以有效保护个人隐私权益、优化数据使用流程、提高数据使用效率，为公共卫生政策的制定和调整提供有力支持并促进数据共享与合作，促进跨学科、跨领域的协同研究。

二、公共卫生数据分级实施框架

公共卫生数据分级实施框架是一套系统化的方法,旨在通过科学、合理的分类和分级方法,对公共卫生数据进行全面管理,以保障数据的安全性、完整性和可用性,同时促进数据的合法共享和利用,为公共卫生决策和服务提供支持。

公共卫生数据分级应根据数据的敏感程度、重要性和被破坏后可能造成的危害程度进行,应确保数据的保护力度与其价值和风险相匹配。本研究针对公共卫生一般数据的分类分级方法(图 5-1)。

数据分类:根据数据来源、数据内容、数据用途等进行

公共卫生数据:
- 环境卫生数据
- 传染病疫情数据
- 疾病检测数据
- 疾病预防数据
- 出生死亡数据
- ……

数据分级:根据数据重要程度、风险级别、对个人主体可能造成的损害和影响,进行

安全等级	影响描述	数据范围
4级	a) 一般危害社会秩序、严重危害公共利益 b) 特别严重危害法人和其他组织合法权益 c) 特别严重危害个人合法权益	a) 区域性业务数据及大规模健康画像类数据,如涉及辖区内的群体健康生理状况、涉及辖区内的族群生物特征数据、医疗资源数据、医疗救援保障数据等 b) 医疗机构、医疗研究机构的病毒库、干细胞库等敏感数据 c) 涉及"新生儿""儿童""残疾""流产""缺陷"等数据 d) 涉及敏感个人信息
3级	a) 一般危害公共利益 b) 严重危害法人和其他组织合法权益 c) 严重危害个人合法权益	a) 不涉及敏感个人信息 b) 辖区内的诊疗和公共卫生数据,如涉及辖区内的健康档案数据、检验检查数据等 c) 医疗器械消毒数据、植入数据、物理调节数据、药品再加工数据、临床试验数据等
2级	a) 一般危害法人和其他组织合法权益 b) 一般危害个人合法权益	a) 不涉及个人信息或信息无法直接关联到个人 b) 医疗卫生机构的非诊疗业务数据,如智能提醒接口数据
1级	a) 不会对社会秩序、公共利益造成影响 b) 不会危害法人和其他组织合法权益 c) 不会危害个人合法权益	a) 不涉及个人信息 b) 可公开的业务信息或数据字典信息

图 5-1 公共卫生一般数据分级方法

1. 分级方法 根据公共卫生健康数据遭受破坏后的影响对象和所造成的影响程度,将数据从高到低分为核心数据、重要数据、一般数据三个级别。核心数据

及重要数据依照 GB/T 43697—2024 中 6.5a)和 6.5b)进行识别。一般数据级别从高到低划分为 4 级、3 级、2 级、1 级,对照表如图 5-1 所示。

具体分级方法：首先,确定分级对象,明确待分级的数据范围,如数据项、数据集等；其次,梳理数据的所属领域、描述群体、描述区域、重要性、规模、覆盖度、深度等分级要素；最后,评估数据泄露、篡改、损毁等风险对国家安全、经济运行、社会秩序等的影响程度,并据此划分数据级别。

2. 安全管理

（1）访问控制：根据数据级别设置不同的访问权限,确保只有经过授权的人员才能访问敏感数据。采用多因素认证、身份验证等技术手段加强访问控制的安全性。

（2）加密保护：对核心数据和重要数据进行加密存储和传输,防止数据在传输和存储过程中被泄露或篡改。采用符合国家标准的加密算法和加密技术确保加密过程的安全性和有效性。

（3）审计与监控：建立完善的审计和监控机制,记录数据访问、修改等操作行为,及时发现并处理安全事件。采用日志管理、入侵检测等技术手段加强审计和监控的能力。

3. 合法利用　在保障数据安全的前提下,促进公共卫生数据在政府机构、医疗机构、科研机构等之间的合法共享和利用。建立数据共享机制和合作平台,加强数据资源的整合和协作,为公共卫生决策和服务提供更加全面和准确的数据支持。

4. 持续改进　定期对公共卫生数据分级实施框架的有效性进行评估和改进。关注数据安全领域的新技术、新标准和新方法,及时更新和完善数据分级实施框架的内容和技术手段。同时,加强与其他相关机构和部门的沟通和协作,共同推动公共卫生数据管理和利用水平的不断提升。

三、公共卫生数据分级案例

案例分析：新冠病毒疫情数据分级

自 2019 年底新冠病毒(COVID-19)疫情暴发以来,全球范围内对疫情数据的收集、分析和利用变得尤为重要。这些数据不仅用于评估疫情的发展态势,还直接指导着防控措施的制定和实施。因此,对疫情数据进行科学、合理的分级管理显得尤为关键。

1. 数据分级　在新冠病毒疫情数据分级中,可以依据数据的敏感性、重要性、时效性等因素进行划分。

（1）核心数据：高度敏感且核心的数据，如每日新增确诊病例数、死亡病例数、重症病例数、治愈率、死亡率等关键指标。这些数据直接影响疫情评估、资源调配和防控策略的制定，需要严格保密并实时更新。

（2）重要数据：较为敏感且重要的数据，如密切接触者追踪情况、疫情地区分布、医疗资源使用情况等。这些数据对疫情防控具有辅助作用，需要较高的可访问性和一定的保密性。

（3）一般数据：一般性数据或公共信息，如疫情防控知识、个人防护指南、疫情通报等。这些数据面向公众发布，旨在提高公众的健康意识和自我保护能力。

2. 数据分级管理的实践

（1）核心数据管理：由国家和地方卫生健康部门及其指定的机构负责收集、整理和分析。数据通过加密方式传输和存储，确保数据安全。同时，建立严格的数据使用权限制度，只有经过授权的人员才能访问和使用一级数据。

（2）重要数据管理：在保障数据安全的前提下，二级数据可以供相关部门和机构内部使用。例如，疾控中心、医院、社区等可以根据二级数据制定具体的防控措施和应急预案。同时，二级数据也需要定期更新和汇总，以便及时反映疫情变化。

（3）一般数据管理：三级数据主要通过官方渠道向公众发布，如政府网站、新闻媒体等。这些数据以通俗易懂的方式呈现，帮助公众了解疫情动态和防控知识。同时，鼓励公众积极参与疫情防控工作，形成全社会共同抗疫的良好氛围。

新冠病毒疫情数据分级管理实践表明，科学、合理的数据分级标准和管理措施对于提高数据利用效率、保障数据安全、指导疫情防控工作具有重要意义。通过分级管理，可以确保关键数据得到及时、准确的处理和利用，为疫情防控提供有力支持。同时，也需要注意在数据分级过程中平衡数据的安全性和可用性之间的关系，确保数据在保护个人隐私和国家安全的前提下得到充分利用。

第四节　公共卫生数据共享体系

一、数据共享管理规范

数据共享是指打通组织各部门或不同组织间的数据壁垒，建立统一的数据共享机制,加速数据资源在组织内部或跨组织间的流动。其主要目标是促进数据的有效利用,提高工作效率,支持决策制定,并推动创新和合作。公共卫生数据共享管理规范旨在确保公共卫生数据的合法、安全、高效共享,促进公共卫生领域的科学研究、政策制定和服务优化。

(一) 基本原则

数据共享管理规范遵循以下原则:合法性原则、安全性原则、必要性原则和一致性原则。

(1) 合法性原则:数据共享必须遵守相关法律法规和隐私保护要求,确保数据的合法使用。

(2) 安全性原则:确保数据在共享过程中的机密性、完整性和可用性,防止数据泄露、损坏或被篡改。

(3) 必要性原则:共享的数据应基于业务需求,避免无谓的数据泄露和滥用。

(4) 一致性原则:保证共享数据的一致性和准确性,避免数据冲突和误解。

(二) 主要内容

1. 数据分类与标识

(1) 对共享数据进行分类和标识,明确数据的敏感程度和使用范围。

(2) 根据数据的机密性、个人信息涉及程度等因素进行分类,并为每个数据集设置标识,以便管理和控制数据的访问权限。

2. 数据访问控制

(1) 建立严格的数据访问控制机制,确保只有经过授权的人员才能访问共享数据。

(2) 采用身份验证、访问授权、访问审计等措施,限制数据的访问权限,并记录数据的使用情况以便追溯。

3. 数据安全保护

(1) 采取必要的技术和组织安全措施,保护共享数据的安全性。

(2) 采用包括加密数据、建立防火墙、定期备份数据等手段,防止数据泄露、损坏或被未经授权的人员篡改。

4. 数据质量管理

(1) 确保共享的数据具有高质量,包括数据的准确性、完整性、及时性和一致性。

(2)定期对数据进行清洗、验证和更新,建立数据质量评估指标和监控机制,及时发现和解决数据质量问题。

5. 合规性管理

(1)遵守相关法律法规和隐私保护要求,建立数据使用协议或合同,明确数据共享的目的、范围和限制。

(2)确保数据的合法使用并防止滥用,建立数据共享的监管和审计机制,对数据共享的过程进行监督和审计。

(三)实施步骤

(1)需求分析:明确数据共享的需求和目标,包括需要共享的数据类型、范围和目的。

(2)制定规范:根据需求分析结果,制定详细的数据共享管理规范,包括数据分类、访问控制、安全保护、质量管理等方面的要求。

(3)系统建设:建立或完善数据共享平台或系统,确保数据能够安全、高效地传输和共享。

(4)培训与推广:对相关人员进行数据共享管理规范的培训,提高其对数据共享的认识和操作技能。同时,积极推广数据共享的理念和实践,促进数据资源的有效利用。

(5)监督与评估:建立数据共享的监管和评估机制,对数据共享的过程和效果进行监督和评估,及时发现问题并进行整改。

二、数据共享政策与法规

1. 国家层面政策与法规

(1)《中华人民共和国数据安全法》:明确数据保护的基本要求,为公共卫生数据共享提供法律保障。

(2)《中华人民共和国个人信息保护法》:保护个人隐私,规范个人信息的收集、处理和共享行为。

(3)《公共数据资源开发利用试点方案》:推动公共数据资源的开发利用,促进数据共享。

2. 地方性政策与法规　各地根据自身实际情况,制定地方性公共卫生数据共享政策与法规,明确数据共享的范围、程序和责任。

3. 国际合作与政策对接　加强与国际公共卫生组织的合作,共同制定数据共享的标准和规范。

对接国际数据共享政策,促进跨国公共卫生数据流动和合作。

三、数据共享技术标准

1. 数据格式标准　制定统一的数据格式标准,如 XML、JSON 等,便于不同系统之间的数据交换和共享。

2. 数据交换协议　采用通用的数据交换协议,如 HL7、DICOM 等,实现不同医疗和公共卫生系统之间的数据互通。

3. 数据接口标准　制定数据接口标准,规范数据共享平台的接口设计,确保数据的稳定传输和高效接入。

4. 区块链技术应用　探索区块链技术在公共卫生数据共享中的应用,提高数据的可靠性和安全性。

四、数据共享安全管理

1. 数据加密与脱敏
(1) 对敏感数据进行加密处理,防止数据泄露。
(2) 对涉及个人隐私的数据进行脱敏处理,确保数据共享的安全性。

2. 访问控制与鉴权
(1) 采用身份认证和访问控制技术,确保只有被授权的用户才能访问数据。
(2) 实施多因素认证,提高访问控制的安全性。

3. 数据备份与恢复　建立完善的数据备份和恢复机制,确保数据在丢失或损坏时能够迅速恢复。

4. 安全审计与监控
(1) 实施安全审计和监控措施,记录数据共享过程中的安全事件和异常行为。
(2) 定期对安全日志进行分析和评估,及时发现和处置潜在的安全风险。

5. 应急响应机制
(1) 制定应急响应预案,明确在数据泄露、系统崩溃等突发事件下的应对措施和流程。
(2) 定期组织应急演练,提高应急响应能力和水平。

第五节 公共卫生数据开放体系

一、数据开放管理规范

1. 目标与原则　公共卫生数据开放体系的管理规范旨在促进公共卫生数据的透明化、可访问性和可重用性,以支持科学研究、政策制定和公众健康服务。该管理规范应遵循以下原则:合法性、透明性、公平性和可持续性。

2. 数据分类与分级

(1) 数据分类:根据数据的性质、来源和用途,将公共卫生数据分为基础数据、研究数据、政策指导数据等类别。

(2) 数据分级:根据数据的敏感性和重要性,将数据分为不同级别,如公开级、限制级和保密级,以决定其开放程度和访问权限。

3. 数据质量标准　制定数据质量标准,确保开放数据的准确性、完整性、时效性和一致性。实施数据质量监控机制,定期对开放数据进行检查和评估。

4. 数据更新与维护　建立数据更新机制,确保开放数据的时效性。设立专门的数据维护团队,负责数据的日常管理和维护。

二、数据开放政策与准则

1. 国家政策导向　遵循国家关于数据开放的政策导向,推动公共卫生数据的全面开放。制定具体的政策文件和指南,明确数据开放的目标、原则和具体措施。

2. 数据开放范围　明确数据开放的范围和边界,确保在保护个人隐私和国家安全的前提下,尽可能扩大数据开放的广度和深度。

3. 数据使用规定　制定数据使用规定,明确数据使用者的权利和义务,防止数据滥用和误用。鼓励数据创新应用,支持基于开放数据的科学研究、产品开发和社会服务。

三、数据开放平台建设

1. 平台架构设计　设计符合国际标准的数据开放平台架构,确保平台的可扩展性、安全性和易用性。采用云计算、大数据等先进技术,提高平台的数据处理能力和服务效率。

2. 数据资源集成　集成各类公共卫生数据资源,包括政府、医疗机构、科研机构等的数据。实现数据的统一管理和共享,打破信息孤岛,促进数据资源的整合和利用。

3. 用户服务与支持　提供多样化的用户服务,包括数据查询、下载、分析等功能。设立用户支持中心,解答用户疑问,提供技术支持和培训服务。

四、数据开放隐私保护措施

1. 隐私保护原则
(1) 遵循隐私保护原则,确保在数据开放过程中不泄露个人隐私信息。
(2) 对敏感数据进行脱敏处理,降低隐私泄露风险。
2. 访问控制机制
(1) 实施严格的访问控制机制,确保只有被授权的用户才能访问敏感数据。
(2) 采用多因素认证等安全措施,提高访问控制的安全性。
3. 数据加密与传输安全
(1) 对传输过程中的数据进行加密处理,防止数据在传输过程中被截获或篡改。
(2) 使用安全的传输协议(如 HTTPS),确保数据传输的安全性。
4. 隐私风险评估与应对
(1) 定期对数据开放过程中的隐私风险进行评估和分析。
(2) 制定隐私风险应对预案,及时处置隐私泄露等突发事件。
5. 公众教育与意识提升
(1) 加强公众对隐私保护的宣传和教育,提高公众的隐私保护意识。
(2) 鼓励公众积极参与数据开放过程,共同维护数据安全和隐私保护。

参考文献
[1] 方积乾,李康. 医学统计学[M]. 7 版. 北京:人民卫生出版社,2020.
[2] 詹思延. 流行病学[M]. 9 版. 北京:人民卫生出版社,2021.
[3] 阿里云研究中心. 医疗健康数据安全治理白皮书[R]. 杭州:阿里云,2021.
[4] 王雪梅,赵晓东. 健康医疗大数据隐私保护机制探讨[J]. 中华医学图书情报杂志,2020,29(3):23-27.
[5] 全国信息安全标准化技术委员会. GB/T 43697—2024 数据安全技术　数据分类分级规则[S]. 北京:国家市场监督管理总局,国家标准化管理委员会,2024.

第三篇

大数据、人工智能+公共卫生伦理体系

第六章

公共卫生领域大数据、人工智能研发与应用的伦理规范准则

第一节 概 述

历经工业化及信息化浪潮,智能化正迅速崛起,成为时代的主旋律,也是当今"现代化"的最新体现,是国家和地区发展水平的显著标志。数字技术的发展和渗透推动了社会与经济的转型变革,大数据和人工智能作为其中的核心驱动力,正展现出前所未有的蓬勃发展态势。近些年来,大数据、人工智能在公共卫生领域内广泛应用,涵盖疫情监测预警、防疫物资配置、疾病筛查、药物和疫苗研发、心理疾病预防等多个方面,提高了卫生系统的运行效率和响应能力。然而,随之而来的是一系列与伦理和道德有关的问题,包括知情同意、数据隐私、算法透明度、算法偏见及安全稳健性等。以新冠疫情防控为例,AI 的运用虽能加速病毒检测、追踪接触者、优化资源分配,但也引发了隐私保护和数据安全等伦理问题。源于对大数据、AI 技术研发与应用中可能引发的伦理风险的关注,国际组织或协会、各国政府、科研院所等陆续出台了相应的大数据、人工智能伦理准则,旨在规范和引导大数据、AI 的发展,保障大数据、AI 合乎道德要求。

第二节 伦理规范准则

一、保护人类自主权

本节以 WHO 提出的《卫生领域人工智能的伦理与治理》等指南文件为基础,

总结归纳了目前国内外公共卫生领域大数据、人工智能伦理准则,并细化梳理出七项可实施性较强的伦理准则,为伦理准则的进一步发展提供有价值的参考建议。具体参考指南文件摘录见表6-1。

表6-1 AI伦理准则参考指南文件

序号	文件名称	发文机关	国家(组织)	发布时间
1	Montréal Declaration for Responsible AI draft principles	蒙特利尔大学	加拿大	2018年12月
2	AI in the UK: ready, willing and able	英国上议院,人工智能特别委员会	英国	2018年4月
3	AAAI Code of Professional Ethics and Conduct	国际先进人工智能协会	国际组织	2019年1月
4	Ethically Aligned Design - A Vision for Prioritizing Human Well-being with Autonomous and Intelligent Systems(V1)	美国电气电子工程师学会	美国	2019年3月
5	Artificial Intelligence: Australia's Ethics Framework	澳大利亚工业创新和科技部	澳大利亚	2019年4月
6	《人工智能伦理风险分析报告》	国家人工智能标准化总体组	中国	2019年4月
7	AI4People-An Ethical Framework for a Good AI Society: Opportunities, Risks, Principles, and Recommendations	欧洲科学、媒体和民主研究所	欧盟	2019年4月
8	ETHICS GUIDELINES FOR TRUSTWORTHY AI	欧盟委员会的人工智能高级专家组	欧盟	2019年4月
9	Recommendation of the Council on Artificial Intelligence	经济合作与发展组织	国际组织	2019年5月
10	《人工智能北京共识》	北京智源人工智能研究院等单位	中国	2019年5月
11	《新一代人工智能治理原则——发展负责任的人工智能》	国家新一代人工智能治理专业委员会	中国	2019年6月
12	Model AI Governance Framework (Second Edition)	新加坡个人数据保护委员会	新加坡	2020年1月
13	Ethical Principles for Artificial Intelligence	美国国防部	美国	2020年2月

续 表

序号	文件名称	发文机关	国家(组织)	发布时间
14	The Principles of Artificial Intelligence (AI) Ethics for the Intelligence Community	美国情报局	美国	2020年7月
15	Promoting the Use of Trustworthy Artificial Intelligence in the Federal Government	美国白宫	美国	2020年12月
16	Responsible AI: A Global Policy Framework 2021 Second Edition	国际技术法协会	国际组织	2021年2月
17	Ethics and Governance of Artificial Intelligence for Health	世界卫生组织	国际组织	2021年6月
18	Four Principles of Explainable Artificial Intelligence	美国国家标准技术研究所	美国	2021年9月
19	《新一代人工智能伦理规范》	国家新一代人工智能治理专业委员会	中国	2021年9月
20	Recommendation on the Ethics of Artificial Intelligence	联合国教科文组织	国际组织	2021年11月
21	Empowering AI Leadership: AI C-Suite Toolkit	世界经济论坛	国际组织	2022年1月
22	《关于加强科技伦理治理的意见》	中共中央办公厅、国务院办公厅	中国	2022年3月
23	Ambitious, Safe, Responsible: Our Approach to the Delivery of AI-enabled Capability in Defence	英国国防部	英国	2022年6月
24	AI Ethics Principles	数据和人工智能管理局	沙特阿拉伯	2022年9月

在公共卫生领域应用人工智能可能会导致决策权转移到机器的情况。保护自主权要求人工智能或其他计算机系统不损害人类的自主性，主要指确保有自主能力的个体以自主抉择和自由行动的权利，有充分信息让个人能够知情，且个体可以根据自己的意愿做出相应的决策。这就意味着人类应该继续控制卫生保健系统和医疗决策。内容包括知情同意和尊重人权尊严两部分。在公共卫生领域，知情同意是指任何相关干预和科学研究，只有在征得有关人员事先自由、明确的知情同意的情况下才能进行。尊重人权尊严要求人工智能设计应该明确且系统地符合其所

遵循的人权原则,具体而言,它们的设计应是为了协助患者等人类做出决策,包括是否使用人工智能系统进行特定决策,应确保提供者拥有安全和有效使用人工智能系统所需的信息以及确保人们了解此类系统在其护理中所起作用的相关责任。如果个人不同意将其纳入,也不应该限制甚至拒绝提供基本服务,政府和机构也不应该向同意授权的个人提供额外的奖励或诱因。

二、增进人类福祉、安全以及公共利益

该准则主要阐述在设计、研发和部署大数据、人工智能的过程中,应该尊重、促进和保护人权,把人类的福祉和安全作为首要考虑因素,大数据、人工智能不应该对人类造成精神或身体伤害。在公共卫生领域,此准则强调要将人放在数字医疗的中心,要求卫生系统要从以疾病为中心转向以患者为中心。

以人为本、造福人类既是大数据、人工智能技术发展的首要原则,也是最终归宿。为实现以人为本的目标,在大数据和人工智能技术的研发过程中,必须确保其能够符合明确定义的使用场景或适应证的安全性、准确性与有效性等监管标准。同时,应通过实施质量控制措施,持续改进技术,以保证其在实际应用中的可靠性和性能水平。企业机构必须首先在内部营造一种信任、透明和负责任的文化氛围,才能有效地将这些价值观传播到外部。设计师、开发人员和其他利益相关者必须在人工智能产品或服务的整个生命周期中始终与用户的需求和关切保持一致。如果可能发生对人类、人权/基本自由、社区/整个社会或环境/生态系统的任何伤害,应确保执行风险评估程序并及时采取应对措施,以防伤害发生。

三、保护隐私和数据

隐私的基本内涵是自然人的私人生活和不愿他人知晓的私密信息,保护隐私是尊重自然人生命尊严和人身自由的必然要求。在大数据、人工智能领域,伦理准则主要涉及对个人隐私的尊重和隐私安全的保护两方面。大数据、人工智能的发展应充分尊重个人隐私,"知情同意"是公平信息惯例(the Fair Information Practices, FIPs)的关键组成部分,彰显着人类拥有充分的自主决策权。应充分保障个人的知情权和选择权,对收集、处理和使用个人数据的各个环节设置规范及法律边界,同时完善个人数据授权的撤销机制,反对任何非法数据收集、窃取或篡改行为。此外,大数据、人工智能的发展还应保障隐私数据的安全,合法、正当、必要地对个人信息进行处理与分析,不得损害个人合法数据权益,不得泄露个人信息侵害他人隐私。

四、确保公平和包容

在医疗卫生保健领域,应鼓励大数据、人工智能技术尽可能被广泛、适当、公平地使用。无论年龄、性别、收入如何,社会资源的分配应当公正与平等。大数据和人工智能不应具有偏见,例如依托某一肤色人群的数据开发的诊断皮肤病变模型可能无法准确预测不同肤色人群的结果,因此研发机构及监管机构应吸纳来自不同背景、文化、学科的人员负责大数据、人工智能技术的开发、测试、监管等工作,以保证参与者的多样性。此外,研发人员需要时刻注意大数据、人工智能系统在设计、实施和使用过程中可能存在的偏见,以避免引入或加剧医疗健康差距从而导致公平性问题,确保大数据、人工智能技术使得每个人都能从中受益。大数据、人工智能技术在应用中也需要持续的监督与评估,及时发现歧视或偏见对特定人群引起的特殊影响,并建立影响出现时的补救机制。大数据、人工智能的研发人员还应充分考虑各地语言和文化的多样性、弱势或脆弱群体的具体需求等,避免使用障碍,提升系统的包容性。

五、确保透明度、可解释性和可理解性

大数据、人工智能的工作原理应当能够为开发者、用户及监管部门所理解,从而增进彼此信任。确保可理解性的方法是提高大数据、人工智能技术的透明度和可解释性。在大数据、人工智能伦理范畴内,透明度是指在不伤害算法所有者利益的情况下,适当地公开算法的操作规则、创建及验证过程,并留存适当记录,从而避免"技术黑箱"问题。数据来源的透明度亦十分重要,即使数据集表面没有问题,在使用时数据中所隐含的某种倾向也可能对结果产生影响。在大数据、人工智能技术被批准后,有关机构应及时、定期发布和记录相关信息,保证透明度有利于提高系统的质量,保护患者和公共卫生的安全。此外,大数据、人工智能技术应尽量保证结果的可解释性。随着神经网络模型的复杂性升高,模型的准确性和可解释性二者通常难以兼顾,如研究人员可能设计出了行之有效的模型,但并不能完全解释其中的缘由,因而不得不在二者之间做出取舍。但即使结论是正确的,如果不知道结论的推导过程,模型本身也会因此失去价值。在技术应用之前,所有算法都应在相应环境下完成严格测试,以保证算法的安全性与有效性。

六、确保责任与问责

责任存在于金融、健康、教育、文化等众多社会场景中,各行各业的个体均应在

行业标准、道德规范、法律法规的框架内开展相关业务，并对产生的结果负责。大数据、人工智能领域亦是如此，大数据、人工智能技术相关各方均应树立高度的社会责任感和责任意识。研发人员应致力于建设高度安全可靠的大数据、人工智能系统，不断降低安全风险；使用者应在不损害他人或社会权益的前提下，合乎法律、合乎伦理地使用大数据、人工智能技术；相关机构应将大数据、人工智能的各个环节纳入监管，明确厘清相关各方的责任归属，动态评估大数据、人工智能技术对社会、人类权益的影响，并建立系统的问责机制，以保证不良后果发生时责任由责任人切实承担，处罚或赔偿落实到位。在大数据、人工智能的医学应用中，责任分布于众多主体之间，当大数据、人工智能技术的医疗决策对个人造成伤害时，问责时应明确研发机构和个体在伤害中的相对作用。这是一个不断变化的挑战，在大多数国家的法律中仍然悬而未决。值得注意的是，研发机构不仅要承担自身法律责任，还应为其算法所输出的结果负责，即使无法解释算法如何导致结果的产生。责任归属的明确厘清有利于所有相关方诚信行事，最大程度地减少伤害。

七、促进响应性和可持续性

响应性是指系统根据个体要求或期望给予充分、适当的回应。大数据、人工智能的研发人员应与用户保持持续、系统、透明的沟通，从而动态调整大数据、人工智能模型以满足社会的健康需求，助力健康保护和健康促进目标的实现。当大数据、人工智能技术无效或引起不满时，研发人员亦需要给出解决方案，甚至包括终止该技术的使用。而不论是未将新技术投入使用，或者未对技术进行修复更新，都是对先前投入稀缺资源的巨大浪费。可持续性的基本内涵是在资源开发、技术发展过程中，保持环境平衡与和谐从而实现长久维持。大数据、人工智能技术的应用应当推动人类文明和社会的进步，促进自然和社会的可持续发展。理想情况下，大数据、人工智能技术应造福全人类，包括后代。在全生命周期内，大数据、人工智能技术在数据、算法、应用管理三个层面均应具有向善性，其预测结果或行为不能超出法律框架或目标所需范围，不得对人类、社会造成损害。

参考文献

[1] World Health Organization. Ethics and governance of artificial intelligence for health：WHO guidance[R]. Geneva：World Health Organization，2021.

第七章

公共卫生领域大数据、人工智能研发与应用的关键伦理风险治理与管控

随着科技的迅速发展，公众对公共卫生领域大数据、人工智能研发与应用的伦理关注程度尚未完全跟上技术的步伐。随着大数据、人工智能技术驱动的应用趋于产业化，其潜在的伦理风险问题亦逐渐成为下一个需关注的焦点。本章节参考 AI 全生命周期流程，即设计、发展、部署和监测评估，并结合所涉及内容将众多关键伦理风险分为数据、算法、权责以及社会影响四大类。

第一节 大数据、人工智能在公共卫生领域研发应用的主要伦理问题

随着数据采集、机器学习等相关技术的应用，大数据和人工智能需要大量的数据进行模型的部署与训练，数据集规模呈指数级扩大，其中包含的信息价值也不断提升。因此，个人隐私数据泄露、信息盗用等风险日益频发，如何通过数据安全保护维护用户自主权成为亟待解决的关键。由于数据采集来源广泛，且通常需要在短时间内进行分析处理，因此用于公共卫生监测与干预的数据伦理问题尤为凸显，具体包括知情同意、隐私保密、数据安全、数据所有权及数据干扰和扭曲的问题。

一、数据伦理问题

(一) 知情同意问题

传统的知情同意在公共卫生领域的具体实施中遇到很大挑战，尤其是聚焦于

突发公共卫生事件等流行病学调查中。在传染病大规模暴发如新冠疫情防控期间，由于需要采集数据的用户主体众多，很难在短时间内征得所有人的授权同意。如果少数用户不同意授予数据使用权限，数据链路将遭遇中断，从而影响流行病学分析的顺利进行。从用户或患者的视角来看，行使知情同意权的另一挑战在于，他们通常难以了解数据收集的最终目的和使用方式。在数据收集、聚合、处理分析、决策执行的环节中，研究者可能会发现新的趋势或关联。而此时数据再挖掘利用的研究目的可能与收集信息的初衷并不完全一致。相关的研究者、组织也无法基于当下的数据信息资料，就未来尚未可知的再处理征求所有用户同意，缺乏可操作性。

此外，部分健康管理软件设置的隐私政策以及用户协议包含大量专业医学、法律术语，表述复杂影响理解，导致许多用户在未完全了解相关政策协议的情况下签署"知情同意"。如若未签署，甚至会影响软件的正常使用。一系列冗长复杂的协议条款也会引发用户"同意疲劳"的问题，看似详细的用户隐私相关的条款政策导致大多数用户随意点击并接受条款，但实际用户是否完全知情尚未可知。

（二）隐私保密问题

信息数据库中包含着大量的用户身份信息、健康状况、生活习惯等个体敏感内容，一旦信息泄露很可能产生身份盗用、社会污名化等问题，影响用户的正常生活。为了降低这些潜在风险，通常采用匿名化的方式处理数据以保护个人数据隐私。然而，在疫情的数据分析过程中，医疗卫生数据与患者行踪等多源数据产生相互关联，完全保护数据源的身份信息不被泄露变得极为困难，无法真正实现匿名化。

《公共卫生监测伦理指南》指出，在突发公共卫生事件中，及时共享数据是所有参与监测的利益相关者都应承担的道德责任。因此，从公共健康利益的角度出发，共享医疗数据具有其伦理合理性。与此同时，鉴于全球化背景，数字时代的抗疫方式无法在数据孤岛上完全实施。然而，医疗数据往往涉及个人用户的健康隐私信息，一旦泄露，可能会对患者的社会评价产生负面影响。目前的隐私保护措施是否足以完全保障用户隐私，个体数据乃至关系国家安全信息泄露的风险是否存在，数据使用者是否具备隐私保护意识等众多问题仍有待商榷。

（三）数据安全问题

数据安全问题与隐私保密息息相关，但数字信息安全问题更聚焦于信息的完整性和可使用性,包括技术措施和防护机制。数据安全风险的表现形式包括未经授权访问、数据滥用、数据篡改、数据泄露等。其产生环节主要为数据储存、传输以及共享阶段。部分科技公司通过技术手段获取患者健康信息数据后,由于对相关数据的监管力度不足、利益驱动等因素,患者隐私数据泄露的风险上升。

(四) 数据所有权及数据干扰和扭曲问题

公共卫生数据来源广泛,可能来自个人、企业或其他公众平台等。数据从收集到应用环节涉及多方参与者。而在数据处理的过程中,大数据挖掘后健康信息数据可能会产生新的价值。收集到的健康数据以及再挖掘后的新数据的控制主体、所有权所属主体、利益分配等相关问题仍存在争议。尤其是部分收集用户历史健康数据的健康管理软件,一些用户会对历史数据的收集目的表示担忧,害怕失去其对自身个体数据的控制权。数据所有权尚未分明、缺少明确的权限控制和访问管理机制,增加了未经授权的访问以及数据滥用的风险,进而导致公共卫生领域大数据、人工智能相关产品或软件的权责界定困难。

数据干扰和扭曲问题是指数据在收集、处理和分析过程中出现的误差或虚假信息。大数据在提高疫情监测能力的同时,也导致整个监测体系对数字环境的变化变得高度敏感。一些错误的信息可能会导致决策失误甚至整个系统的错误判断。部分散播虚假信息的行为可以通过相关的法律法规进行管理约束,但是也存在部分间接发布的失真信息行为难以通过上述手段实现规范监管。例如,2008年,Google 推出 Google 流感趋势(Google Flu Trends,GFT)产品用来了解流感疫情,根据汇总的搜索数据对全球当前的流感疫情进行估测,但由于搜索算法的过度拟合、相关搜索建议以及非疫区民众的大量搜索记录等原因引发数据扭曲问题,最终导致项目失败。因此,如何确保所获信息的完整性、可靠性和准确性是伦理需要考量的重要问题。

二、算法伦理问题

随着云计算等技术的迭代优化,数据挖掘算法、统计分析预测算法等各类大数据、人工智能算法技术在公共卫生领域的应用愈发广泛。算法技术通过计算机模拟人类的思维和智能,在输入一定的数据后按照指定程序运行并完成特定输出、实现人类指令,逐步成长为新的医疗助力。"知识图谱""强化学习"等多样化的算法依托其技术优势赋予了公共卫生大数据、人工智能更多内涵,并反哺了技术的进一步发展。而大数据、人工智能的算法层面,主要存在算法可靠性、算法黑箱和算法歧视三种形式的风险挑战。

(一) 算法可靠性问题

算法的可靠性与其准确程度、结果可重复性以及可验证性紧密相关。在许多公共卫生应用场景中,算法的可靠与否很大程度上会影响系统决策。不可靠的算法预测甚至会影响民众信任度,导致有关地区的社会经济资源被浪费。例如,2007年,Google因数据偏差和算法不准确,错误预判某非洲国家即将暴发霍乱疫情,不仅耗费了原本就匮乏的医疗卫生资源,而且引发了社会恐慌。因此,在传染病大规模疫情防控等实践中,大数据、人工智能算法必须具备高度的可靠性和稳健性。然而,数据分析实际上只能揭示事物之间的相关性,而无法确定因果关系,因此大数据预测并不可能完全准确,算法误差无法避免。

(二) 算法黑箱问题

新一代的大数据、人工智能技术依托于深度学习算法,在输入数据与输出结果之间存在一个"黑箱"层,其内部工作原理不易被直观理解或透明化。核心的伦理问题是在于人机关系的失控。一方面,算法的自主学习模式以及黑箱神经网络的不透明性和复杂性,导致人类对其输出的运作机制和决策过程的认知受限,无法真正实现对算法的有效控制,造成算法决策偏见。而在公共卫生领域,确保模型和数据的可解释性对于用户等相关方而言至关重要。当相关方无法获取或理解相关的算法模型时,不仅会引发信任危机,甚至难以预测和处理算法黑箱可能带来的风险。另一方面,一些部门可能逐渐会对疫情预测等算法模型产生过度的依赖,片面相信和关注大数据分析结果,却不深入探究其背后隐藏的流行病学原理。一旦算法失效或出现其他重大偏差,相关工作将会出现巨大漏洞,并且很难进行问责。

(三) 算法歧视问题

在机器学习算法处理数据时,常常涉及群体的敏感信息,如种族、性别、区域等,算法可能会依据这些不同维度将人群划分为不同类别,从而不公平地对待某个特定群体或个人,产生歧视问题。美国的医疗机构在辅助转诊和医疗决策过程中,发现人工智能算法存在种族歧视的风险。具体而言,该算法在评估同等疾病风险等级的黑人患者时,往往将其病情判定为比白人患者更为严重。算法歧视问题的产生,可能源于数据训练时选取的数据集缺乏代表性,也可能源于算法开发者本身的价值偏好,或者是算法自我学习过程中产生的隐蔽偏见。尤其是在许多传染病暴发时期,由于疫情会在一些密切接触的群体中传播,虽然大数据算法能够揭示群体与疫情之间的相关性,但向社会公布后很有可能会产生群体性歧视现象,背离了公平的基本伦理原则。

三、权责伦理问题

(一) 责任归属问题

随着大数据、人工智能技术的快速发展与广泛应用,人工智能和大数据技术造成算法偏见、隐私侵犯甚至人身伤害等违法或违反道德行为的风险亦不断升高。如今,公共卫生领域大数据、人工智能技术的研发与应用涉及数据提供者、算法设计者、应用开发者、政府监管部门等多方不同主体,且相关社区和行业规范尚不完善,落后于技术的发展,这给人工智能和大数据参与各方责任范围的划分和责任的认定带来了挑战,同时亦使得不良后果发生时的追责和惩罚面临复杂阻碍。例如,在突发公共卫生事件中,人工智能模型训练数据质量较低且研发人员模型选择不当,最终,决策者借助人工智能模型做出了错误的决策,那么各方应各自承担多少责任?这需要多方共同参与,加快建立完善有关大数据、人工智能的法律体系与行业标准,从而促进人工智能和大数据行业的规范化健康发展。

(二) 自主权受限问题

保护人类自主权是大数据、人工智能研发与应用的重要伦理规范准则之一,但在当前大数据、人工智能技术的实际应用中,人类自主权面临着一定程度的限制风险。一方面,部分旨在帮助用户更好管理健康的应用程序,死板依赖算法和智能推荐系统,控制用户行为模式,并且给出的建议缺乏对个体差异和个人需求变化的考量,导致用户感觉缺乏自主性。另一方面,在重大传染疾病的防控过程中,居民往往被强制要求参与数字接触追踪,填写个人信息等疾病溯源和监控工作,使得居民的自主性减少。

(三) 个人利益与社会利益的平衡问题

同其他领域一样,大数据、人工智能领域中个人利益和社会利益亦存在一定的共赢与冲突。例如,在重大传染疾病的防控中,全民参与的疾病溯源和监控工作有利于保护全社会居民的健康权和知情权利益,但也存在降低居民自主性、威胁个人隐私保护等伦理风险。如何在维护公众利益的基础上,尽量减少大数据、人工智能对个人利益的损害,实现个人利益与社会利益的最佳平衡,是公共卫生领域需要着重考虑的重要伦理问题。如在公开涉疫人员信息时,既要保证公众及时了解相关情况,又要保护好涉疫人员的个人隐私和人格尊严。

四、社会影响伦理问题

(一) 公平问题

在社会影响方面,公平正义及包容问题是被提及次数最多的伦理风险问题。与传统医疗领域相比,公共卫生具有更强的公共属性,公共卫生公平问题尤为突出和重要。公共卫生大数据、人工智能领域的公平问题包括多个方面:首先,数字鸿沟始终存在,一些群体受年龄较大、文化程度较低等因素影响,无法接触到公共卫生领域的大数据、人工智能产品,无法享受技术获益,该人群信息的缺失亦可以导致数据偏见的产生。其次,大数据、人工智能通常需要大量的数据进行模型训练并做出决策,若数据收集存在偏差,则各个群体可能被不公平地呈现,从而导致某些人群受益不均甚至被忽视。例如,目前正在探索使用AI面部识别软件识别肢端肥大症,但研究人群仍仅限于白人与亚洲人群,造成了健康不平等。值得注意的是,由于医疗服务的不平等水平较高,医疗保健数据往往缺乏代表性,因此基于医疗保健数据的大数据、人工智能模型存在造成数据偏差的风险。再次,大数据、人工智能的数据信息外泄也可能引发保险歧视、差异化定价等社会公平正义问题。最后,从全球视角看,高收入国家在社会资源方面具有巨大优势,大数据、人工智能技术研发与应用迅速,但其技术和模型可能并不适用于低收入国家人群,可能加剧不同国家之间的健康不平等问题。

(二) 信任问题

信任亦是公共卫生大数据、人工智能领域的一个关键问题,对大数据、人工智能技术的了解程度和技术本身的精准度都是影响公众信任的重要因素。一方面,许多复杂模型,尤其是深度学习模型往往难以解释和理解;另一方面,公共卫生与公众生命和健康紧密相连,公众对大数据、人工智能此类新兴技术的态度较为谨慎且对可能存在的系统风险十分敏感,因为与传统医疗保健服务提供者可能会犯判断错误的风险不同，如果大数据、人工智能的算法中存在系统错误，那么该技术被广泛运用后可能在短时间内造成不可挽回的巨大危害。

（三）失业问题

与人力相比，人工智能具有更高的工作效率和更低的失误率，其研发与应用可能使医疗保健领域的许多工作和任务实现自动化，许多传统的工作岗位被取代，导致医疗保健人员大量失业，影响社会稳定。虽然新兴技术的发展也会带来新的就业机会，但这些岗位往往并不适合医疗保健失业者。人工智能等新技术的应用可能导致"输家"群体的出现，他们因技术变革而受到负面影响，进而可能形成民粹主义情绪。这种情绪可能导致社会对新技术产生抵触，从而阻碍其广泛推广和应用。

（四）环境可持续问题

在资源消耗方面，大数据、人工智能的计算过程需要消耗大量的能源。WHO的报告中指出，训练一个大语言模型需要排放约30万千克的二氧化碳，排放量相当于125次往返纽约市和北京的航班，而另一种深度学习模型GPT-3的单一培训课程所需的能源，相当于126个丹麦家庭的年消耗量，其所产生的碳排放相当于开车行驶70万千米。当前，气候变化是紧迫的全球健康挑战，减少空气污染和温室气体排放对改善全球健康状况具有重要意义，因此，大数据、人工智能技术的研发与应用应更加精细，产生的电子废物需妥善处理，以实现大数据、人工智能发展与环境可持续性的平衡。

第二节　健康领域内人工智能伦理治理的国际经验

近年来，人工智能在各个领域飞速发展和广泛应用，在带来生产力巨大变革的同时，也给世界各国带来了巨大的安全挑战，人工智能技术的全球治理已成为各国瞩目的全新课题。世界各国的人工智能治理体系各有特色，美国是全球人工智能技术的领导者，技术公司和研究机构众多，但目前尚未形成完整的监管体系，联邦政府主张将技术发展视为优先对象，以审慎监管促进创新。与美国不同，欧盟的人工智能技术虽然较为落后，但凭借其强大的市场规则能力，欧盟在人工智能领域已形成独特的监管框架,并出台相关法律,在人工智能伦理治理领域走在世界前列。此外,新加坡等国家及世界组织亦在人工智能治理领域表现较为突出。学习世界各国的治理经验,全面了解不同治理模式的优缺点,能够为大数据及人工智能技术的伦理治理提供宝贵的借鉴。

一、美国

(一)美国政府推进人工智能治理的动因

美国将人工智能理解为"一项有望带来巨大社会和经济效益的变革性技术"。任何国家都会寻求对这种技术的更大控制权,而美国将自己设想为全球国家的领导者,这为其应对人工智能的方式奠定了基调。2019年,美国总统宣布"美国在人工智能方面的持续领导地位至关重要"。因此,在人工智能监管方面,美国一方面寻求推广人工智能,以维护美国的经济和国家领先地位,另一方面限制人工智能,以确保每个人都有机会享受其好处,避免人工智能可能造成的社会成本。近年来,美国对人工智能治理战略进行了重要调整,不仅旨在控制人工智能可能带来的风险并满足国内舆论的期待,还意在加强国际竞争力,从而争夺人工智能治理规则的制定主导权。美国政府推进人工智能治理的动因主要包含以下几点:

1. 人工智能发展风险的负外部性日益严重　首先,人工智能作为一种变革性技术,在生产力上相比人力具有极大优势,存在导致社会结构性失业的风险。2023年,美国科技行业已受到较大影响,共计裁员136 831人。人工智能导致的失业风险在未来可能进一步加剧。其次,人工智能的出现在科技、政治、经济等方面打破了现有的社会和国际秩序,美国民众在人工智能深度伪造、算法歧视、隐私泄露等方面具有较为严重的担忧。如2024年美国总统选举期间,人工智能伪造的假拜登向民主党选民打电话,造成了社会秩序的严重混乱,凸显出人工智能的使用和监管秩序急需规范。最后,随着人工智能的技术的深化,人工智能的自主性不断增强,模型愈加复杂,可解释性越来越弱,人工智能的失控风险不断凸显。

2. 美国人工智能的治理水平远落后于技术发展水平　从奥巴马政府至特朗普政府,美国政府整体态度倾向于优先发展人工智能技术,同时关注人工智能领域潜在的安全问题。2016年,《为人工智能的未来做好准备》和《国家人工智能研究与发展战略计划》由白宫相继发布。这两份文件在强调人工智能作为优先发展领域重要性的同时,还特别关注其潜在的伦理、法律及社会影响,并提出需制定相应的管理方法,以确保人工智能系统的开发与设计符合伦理规范、法律要求及社会目标。但奥巴马和特朗普政府均未提出具体的人工智能治理蓝图。拜登政府时期，人工智能治理进程明显加快，一系列政策文件相继发布，但美国的人工智能治理水平仍处于较低水平，至今仍未在联邦层面形成人工智能立法。

3. 美国意图参与人工智能治理规则制定主导权的竞争　世界主要国家均十分重视人工智能及其治理的发展。欧盟虽然在人工智能技术领域较为落后，但凭借其强大的市场规则能力，其在人工智能领域已形成独特的监管框架。2024年3月，全球首部全面系统监管人工智能的法律《人工智能法案》由欧洲议会正式通过。该法案旨在通过提升人工智能产业的规范性和透明度，加强技术治理与监管，从而以人为本推动人工智能的有序发展。这对美国在人工智能领域的领导地位构成威胁。2023年，美国政府相继发布《人工智能风险管理框架》《关于军事领域负责任地使用人工智能和自主技术的政治宣言》，以及被称为美国"最全AI监管原则"的第14110号行政令，积极竞争全球人工智能规则制定的主导权。

(二) 美国政府人工智能治理相关政策

近年来，美国政府对人工智能领域的关注日益增加，拜登政府更将其作为影响美国国家安全和霸权地位的重要考量。虽然美国尚未形成联邦层面的人工智能法律，但美国政府已出台了一系列的政策文件(表7-1)，以促进人工智能的良好发展与应用。目前，美国大多数的人工智能、大数据治理政策适用于包含公共卫生在内的各种应用领域，但其尚未建立专门针对公共卫生领域关键伦理风险的人工智能治理框架。

表7-1　美国人工智能伦理治理相关准则/政策/指南

时间	发布方	文件名称	主要内容
2016年10月	白宫	《为人工智能的未来做好准备》	研发从业者的道德以及人工智能的公平、安全与治理问题
2016年10月	白宫	《国家人工智能研究与发展战略计划》	提出人工智能的伦理、法律和社会影响，开发设计符合伦理、法律和社会目标的人工智能系统的方法
2019年2月	白宫	《国家人工智能研究与发展战略规划》	对2016年的重点战略进行更新，对AI的伦理、系统安全、评估、人才提出了新要求

续表

时间	发布方	文件名称	主要内容
2019年2月	国防部	《国防部人工智能战略概要》	进一步发展人工智能,包含负责任的开发人工智能、培养人工智能人才、引领军事伦理道德和人工智能安全、倡导与产业界、学术界和国际上的合作等内容
2019年9月	空军	《空军人工智能战略》	阐述了美国空军的五个战略关注领域,引领人工智能在空军的伦理、道德和合法的应用来增强公众信任
2019年10月	国防创新委员会	《人工智能原则:国防部应用人工智能伦理建议》	军用人工智能五项原则:负责、公正、可追溯、可靠、可治理
2020年1月	白宫	《人工智能应用规范指南》	提出公众对人工智能的信任、公众参与、科学诚信与信息质量、风险评估与管理、收益与成本等十条指导规范
2021年1月	国会	《2020国家人工智能倡议法案》	确保美国在人工智能领域的领先地位,开发和使用可信赖的AI系统,协调机构间AI研究的合作
2021年5月	国会	《"负责任地使用人工智能"(RAI)六项原则》	提出负责任的人工智能治理、作战人员信任等六项原则
2021年11月	行政和预算管理局	《人工智能应用监管指南》	对人工智能应用开发和部署采取监管或非监管措施,包含人工智能应用程序的管理原则及非监管类路径
2022年10月	白宫	《人工智能权利法案蓝图》	提出人工智能系统的研发和使用应符合安全有效、算法歧视保护、数据隐私、通知和解释、人工替代及可回退这五项原则
2023年1月	美国国家标准与技术研究所	《人工智能风险管理框架1.0》	包含风险的识别、测量和管理等治理内容,促进可信赖、负责任人工智能系统的开发与应用
2023年10月	白宫	《关于安全、可靠、值得信赖地开发和使用人工智能的行政命令》	美国公民的隐私、自由必须受到保护,应负责任地创新、开发与使用人工智能,提高联邦政府监管、治理负责任人工智能的内部支持能力

在联邦层面,目前美国联邦政府主要对人工智能开展审慎监管。一直以来,美国历届联邦政府均将人工智能技术的发展视为优先事项,主张通过审慎监管促进创新。美国联邦政府多次声明,人工智能技术的发展应遵循透明、共识驱动且以私

营部门为主导的原则,制定新兴技术标准,为美国企业创造公平的竞争环境。2020年,《人工智能应用规范指南》(*Guidance for Regulation of Artificial Intelligence Applications*)正式发布,重申应尽量减少"硬性"监管,鼓励行政机构与私营部门密切合作,在治理和监管中发挥市场作用,以降低人工智能技术应用的障碍,推动技术创新。

具体而言,早在2016年,美国白宫就发布了《为人工智能的未来做好准备》和《国家人工智能研究与发展战略计划》两份文件,明确提出人工智能研发与应用应符合公平性、可解释性、透明度等规则,初步构建了符合伦理的人工智能发展架构。2019年,《人工智能准则》明确提出了公正、负责、可治理、可靠、可追溯五大人工智能伦理原则。

2020年,美国白宫在伦理原则的基础之上,进一步发布了《人工智能应用规范指南》,提出了公众信任、公众参与、科学诚信与信息质量、收益与成本评估、风险评估与管理、披露和透明度、保持灵活、保障安全、保障公平和不歧视、保持机构间协调共计10条指导规范。2021年,《2020国家人工智能倡议法案》正式通过,其主要目标是促进各相关机构之间在人工智能研究领域的协调与合作,推动可信赖的人工智能系统的开发与应用。2021年颁布的《人工智能应用监管指南》,列出了AI应用程序管理原则,将伦理治理与人工智能发展相协调,调试了伦理规范过度阻碍发展的不利影响。

2022年10月,白宫发布了《人工智能权利法案蓝图》,更加详细地提出人工智能系统的研发和使用应符合安全有效、算法歧视保护、数据隐私、通知和解释、人工替代及可回退这五项原则。2023年1月,《人工智能风险管理框架1.0》正式出台,包含风险的识别、测量和管理等治理内容,该框架从6个维度提出了人工智能降低风险的重要因素,包括公平性、隐私保护、可解释性、透明度等,以此指导与人工智能有关的个人、组织和社会对人工智能的风险开展系统管理,以实现人工智能系统的安全和可信。2023年10月,拜登政府正式发布第14110行政令:《关于安全、可靠、值得信赖地开发和使用人工智能的行政命令》。该行政令推动了美国人工智能安全与有效应用标准的统一,提出了一系列具体要求。例如,企业在训练人工智能模型时需向政府报告并提交安全测试结果,同时明确要求人工智能生成的内容必须标注为人工智能生成,以确保系统的透明性和可靠性。推动了美国人工智能安全和有效应用标准的统一,如规定公司具有训练人工智能模型时通知政府以及共享安全结果数据的责任,人工智能生成的内容要求明确标记人工智能生成的标签等。

(三) 美国人工智能伦理治理体系和最新实践

总体而言,美国近年来一系列的人工智能伦理治理行动初步构成了美国的人工智能伦理治理体系。美国联邦政府不同部门彼此分工各有侧重又相互协调,总统定下基调,白宫、国会等机构出台具体的人工智能治理政策和指导性文件,国防部、司法部、能源部等部门各司其职,共同参与人工智能治理。当前,美国联邦政府正致力于厘清人工智能的伦理规范,同时针对人工智能引发的各类伦理问题开展治理。

一方面,美国政府在推动人工智能发展的同时,注重规范其安全应用,力求避免人工智能系统的设计、开发及应用与预期目标和核心价值观产生偏差,并以此为基础,逐渐推动人工智能立法的进程,进一步保障其安全性、有效性和可信度。另一方面,美国政府对人工智能引发的伦理问题开展针对性治理,如在隐私保护领域,第14110号行政令强调联邦政府需确保数据的收集、使用及保留符合合法性和安全性要求。《人工智能权利法案蓝图》中也将数据隐私保护列为优先事项,数据隐私保护机制的建设应当继续加强。同时,该蓝图还指出,政府应通过算法评估等方式对算法歧视问题进行治理,并定期报告相关进展。

如今,人工智能技术在工作场所得到越来越广泛的应用,为了帮助企业负责任地引入和使用人工智能技术,优化人工智能应用的监管框架,美国劳工部于2024年10月正式推出开发者和雇主使用人工智能的原则和最佳实践,其中涉及负责任应用人工智能的关键原则和具备可操作性的管理策略,从而帮助企业在人工智能应用中实现可持续的发展。在人工智能技术引入初期,雇主应明确说明人工智能的职责范围和可能带来的工作变化,以及建立畅通有效的反馈机制,促进人工智能成为提高工作效率的工具,而非造成隔阂的原因。其次,人工智能的开发和应用需要持续的监督机制,应建立专门的职业岗位和监督团队,建立实施统一的伦理标准,负责人工智能运行监管和优化调整工作,并对人工智能工具和输入数据进行定期审查。此外,隐私数据保护是不可忽视的一环,数据收集和使用应始终保持在合法需求范围内,数据的使用和共享应获得明确同意。最后,要防止人工智能技术的应用侵犯员工的权益,确保人工智能技术符合反歧视和包容性的法律要求。人工智能技术的应用应以提高员工工作质量为目标,而非完全代替人力,人工智能可以承担重复性较强的任务,而员工专注于更复杂、更具创造性的活动,企业亦应为员工提供培训支持,帮助员工适应技术的变革。

二、新加坡

自 2018 年以来,新加坡持续致力于人工智能伦理治理的探索,陆续发布了包括人工智能治理框架、组织实施和自评估指南以及人工智能治理案例汇编等一系列重要文件。这一系列举措使得新加坡在人工智能伦理治理实践领域始终处于全球领先地位,成为推动负责任人工智能治理的重要典范,具有一定的借鉴意义。2019 年 1 月,新加坡在瑞士达沃斯举办的世界经济论坛年会上发布了《示范性人工智能治理框架》(第一版)[*Model Artificial Intelligence Governance Framework* (1st ed.)]。随后,在第二年的世界经济论坛年会上发布了第二版,不仅将第一版的四个治理维度中的"确定人工智能决策模型""用户关系管理"分别修改为"确定人类参与人工智能增强决策的程度""利益相关者的互动沟通",还在每个治理维度结尾补充行业示例,以说明组织或企业如何进行实际的实施工作。不同行业、组织机构可以结合自身情况进行灵活调整,以规避在研发、应用、部署等多阶段产生的风险。2022 年 5 月,新加坡推出了全球首个名为"AI Verify"的治理框架与工具包,旨在以客观的循证方式展示负责任的人工智能治理。这一举措将负责任与可信赖的人工智能的理论转化为实践,帮助亚马逊、谷歌、微软等企业提升其人工智能产品和服务的透明度。2024 年 5 月,新加坡资讯通信媒体发展管理局(IMDA)和多家企业联合建立的 AI Verify 基金会,在前期人工智能治理框架的基础上,提出了生成式 AI(generative artificial intelligence, Gen AI)的人工智能治理指南 *Model AI Governance Framework for Generative AI*(《生成式人工智能治理模型框架》),阐述了生成式 AI 中新兴的原则、聚焦点。

新加坡主要采取了"原则+指南+工具"相结合的实施方案进行人工智能伦理治理实践工作。这种综合方法旨在确保人工智能技术的负责任发展,同时提供清晰的操作框架和可执行工具,以便在实践中贯彻伦理原则。人工智能决策过程的可解释性、透明性、公平性和以人为本理念,贯穿于新加坡人工智能伦理治理指南制定、框架设计、实践实施等各项工作中,从而促进了人类对人工智能的理解与信任。新加坡认识到,虽然人工智能决策过程由于"黑箱"等问题存在无法完全实现透明化或可解释、公正公平,但是企业机构在使用人工智能的过程中应努力确保其尽可能实现,有助于建立起公众对人工智能的信任。由于人工智能被广泛应用于增强人类技能、保障人类福祉和安全等方面,所以在其研发与部署过程中,应始终贯彻以人为本的原则,确保技术的发展与人类利益相契合。

新加坡资讯通信媒体发展管理局与个人数据保护委员会联合发布的一般性人工智能伦理治理框架,将上述两大伦理原则转化为切实可行的操作建议。该框架主要从四个治理维度提出了具体的规范要求:内部治理结构、人类参与决策的程度、研发与运营部署监管,以及与利益相关方的协作沟通。

针对内部治理结构,框架要求清晰划分各相关角色的职责、建立风险监管的标准操作程序,并加强员工的教育与培训。具体措施包括:调整现有的架构或建立新的内部机制,将算法决策的相关价值观、风险与责任纳入其中;明确在符合伦理框架的基础上,定义各方在人工智能部署与使用中的角色与职责;建议制定一套包括风险管理、监测与评估等在内的内部质量控制体系,以确保企业或机构在人工智能研发与应用过程中有效实施风险管控。此外,框架还指出,当完全依赖集中治理模式不再适用时,建议在适当情况下采用非集中治理机制,将伦理和道德因素融入日常运营决策中。

针对人类参与决策的程度,框架强调把控人类参与决策干预的程度,确保将风险与伤害降至最低。具体措施包括:帮助企业和组织确定其在使用人工智能时的风险偏好,明确可接受的风险水平,并确定人类在人工智能增强决策中的适当参与程度。在人工智能应用部署之前,企业和机构应设定明确的商业目标,并以伦理原则为指导,权衡相关的使用风险,确保在实现商业目标的同时维护伦理和社会责任。

针对研发与运营部署监管,框架要求尽量减少数据和模型之间的固有偏差,从数据、算法模型等层面进行具体措施罗列。具体措施包括:考虑数据和算法模型之间的交互作用,制定并完善数据来源、数据集训练、数据审查与升级全流程问责制,采用基于风险的双重评估方法生成人工智能系统特性的人工智能算法与模型。

针对与利益相关方的协作沟通,框架要求企业应确保用户充分知晓人工智能的相关战略,并允许用户提供反馈,从而增强沟通和互动。具体措施包括:企业机构应主动向使用用户提供有关其产品和服务中使用人工智能的相关信息,针对不同利益相关者和受众的需求,提供个性化的沟通方案,并考虑制定选择退出机制,以便用户能够根据自己的意愿决定是否参与人工智能的使用和数据处理。

UCARE.AI[①]公司主要业务涉及人工智能和机器学习,致力于使用数据解决

---

① 网址为:http://www.ucare.ai

医疗卫生保健问题并促进人类进步。该公司通过云端（cloud-based）微服务架构，建立应用了一套深度学习和神经网络算法，为医院、患者、第三方保险公司、医药公司等利益相关方提供持续的、个性化的医疗解决方案。该公司与百汇医疗集团合作，构建了 APACHE 系统，用于对医疗卫生成本进行精确估算。这一举措旨在实现成本估算的标准化，并通过提供更高的价格透明度，促进服务提供者与患者之间的信任。

该案例充分体现了如何通过以人为本的方式使用人工智能来增强决策能力，同时将对相关方造成的潜在风险最小化。APACHE 系统通过数据探索、数据清理、可行性评估、特征工程、机器学习、结果展示的多步骤过程建立高级结构，实现了对患者医疗卫生账单的自动化估算，消除了烦琐的统计计算需求，从而释放了医生、研究人员等工作时长和精力，使他们能够将更多注意力集中在有意义的工作上。除此以外，系统所提供的信息通过更精准的成本预测、有效的资源分配和医疗资源优化，有助于制定新政策和制度，从而使患者和费用支付方都能受益。患者对医疗费用的担忧得以减轻，从而能够更加专注于身体机能恢复。

总体来说，新加坡将人工智能伦理治理从原则层面有效地推进到实际操作层面，并开始探索为人工智能伦理治理提供系统化、工具化、平台化和规范化的服务。在实践过程中，新加坡充分贯彻了"原则＋指南＋工具"的治理体系，系统地、持续地推进了伦理原则的落实。通过引导各类组织机构开展负责任的伦理治理工作，指导其进行自我评估与改进，同时通过典型案例的示范作用，引领机构进行对标学习与借鉴。此外，推出的测试框架与工具有效促进了过程检查与技术测试的落地实施，进一步确保了治理措施的有效性和执行力。

三、国际组织

（一）世界卫生组织

世界卫生组织（WHO）作为全球公共卫生领域的领导机构，在推动全球健康和制定卫生政策方面发挥着重要作用。WHO 不仅关注如何通过人工智能提高医疗卫生服务的质量和可及性，还强调伦理问题的处理。其对于人工智能在医疗领域应用的指导原则、政策框架和道德规范，帮助各国政府、公共卫生机构和学者理解如何平衡创新与伦理，确保人工智能技术应用过程中不会引发不公平、歧视或侵犯隐私的风险。通过探究其做法和经验，能够为全球医疗卫生 AI 技术的伦理规范和治理提供有益借鉴。

WHO认为,人工智能在公共卫生和医学等领域的实践中具有广阔前景,但要想充分利用人工智能的优势,必须直面其对医疗体系、从业人员以及医疗和公共卫生服务受益人群所提出的伦理挑战,并提出了《卫生健康领域人工智能伦理与治理》指南。

人工智能技术在卫生健康领域有着广阔的应用前景,既能帮助医疗服务提供者规避错误,也可以让临床医生专注于护理工作、解决更多疑难杂症。这些技术的潜在益处以及人工智能在卫生健康领域的经济和商业潜能,预示着其将在全球范围内获得更为广泛的应用。

迄今为止,尚无任何全面的国际指南来指导人们如何根据伦理规范和人权标准在公共卫生健康领域使用人工智能。大多数国家并未出台相关法律或条例来规范人工智能技术在公共卫生健康领域的使用,现行法律亦未对此作出充分明确的规定。WHO认为,基于开发、使用或监督此类技术的不同实体的共识而制定的伦理指导,对于建立对这些技术的信任、避免负面或腐蚀性的影响,以及避免各种相互矛盾的法律法规的产生具有重大意义。因此,统一的伦理指导对于设计和实施应用于全球公共卫生健康领域的人工智能至关重要。

WHO提出了一套重要伦理原则,希望政府、技术开发者、企业、民间社会和政府间组织能够基于这些原则,采取符合伦理规范的方式合理地将人工智能应用于卫生健康领域。

(1) 保护人类自主性:使用人工智能可能会导致出现决策权转移至机器的情况。自主性原则规定,使用人工智能或其他计算系统不得损害人类自主性。在医疗方面,这意味着人类应继续掌控医疗体系和医疗决策。尊重人类自主性还需要履行相关义务,以便提供者能够获得必要信息,确保人工智能系统的安全和有效使用,并方便人们了解此类系统在护理中所发挥的作用。它还要求保护隐私和机密,通过合理的数据保护法律框架获得有效的知情同意。这些实践应得到政府的全力支持和贯彻,也应获得企业及其系统设计者、程序员、数据库创建者和其他人员的尊重。

(2) 促进人类福祉、人类安全和公共利益:人工智能技术不得伤害人类。人工智能技术设计者应参照明确定义的用例或标识,符合相关监管要求,确保安全性、准确性和有效性。预防危害的产生要求其通过使用替代方案或方法避免人工智能对人造成精神或身体上的伤害。

(二) 世界经济论坛

世界经济论坛(World Economic Forum，WEF)认为，当下的领导者需要一个道德指南针，以应对人工智能这类强大技术所带来的新兴道德困境的复杂性。这个指南针就是人工智能伦理，它将道德思维(道德上允许的、可取的和必需的)应用于人工智能的设计、开发、实施和使用过程，是发挥人工智能优势和降低风险的黄金途径。但伦理不仅仅是关于什么可能出错，关于它可能引发的危害和风险，也许最重要的是关于如何在技术的帮助下实现人类和社会的潜力。为了实现这一目标，人工智能的伦理必须遵循企业的人工智能开发和采用路径：战略性地、长期地、全面地思考，同时也要以敏捷的方式、健壮地、可操作地行动。就人工智能而言，伦理需要触及其生命周期的所有元素，从数据到算法、基础设施、接口和集成到治理和人员。

1. 人工智能伦理的应用　在卫生健康领域 AI 伦理的应用上，WEF 主要做了以下工作：

(1) 推动 AI 伦理框架制定：世界经济论坛积极推动了 AI 伦理框架的制定，特别是在医疗数据的收集、使用和共享方面，以确保 AI 技术在医疗领域的应用能够符合伦理和法律要求。这一举措有助于规范 AI 在卫生健康领域的应用行为，保护患者的隐私和权益。

(2) 举办相关论坛和研讨会：世界经济论坛还倡导并举办了多场关于 AI 在卫生健康领域伦理问题的论坛和研讨会。这些活动邀请了全球专家、学者和业界领袖共同探讨 AI 伦理问题，促进了国际交流与合作，为推动 AI 伦理治理提供了有益的思路和建议。

2. 人工智能伦理的相关措施　医疗卫生机构可以考虑采取以下措施，作为管理人工智能风险，并确保开发和使用合乎道德的人工智能的起点。

(1) 与业务相关的原则保持一致。

(2) 通过在整个 AI 应用程序开发和部署过程中实例化阶段，确认足够的自顶向下和端到端治理。

(3) 通过结合评估和风险评估过程来设计稳健性和安全性。

(4) 通过持续的监视和坚持由三条防御结构线所建立的实践来执行控制和价值一致性。

(5) 考虑对数据"应该"和"可以"做什么，并详细说明现有的数据治理实践，从而尊重隐私。

(6) 通过支持信息的可追溯性、可解释性和交流、人工智能系统的决策和行动、为人工智能系统提供的数据，以及对更广泛的系统如何(以及哪些)利用AI的可见性,实现透明。

(7) 扩展安全实践以防止特定于AI的风险。

(8) 促进多样性、非歧视和公平。

(9) 通过实施影响评估和外部审计,明确和建立问责制;建立三道防线结构的具体要求;识别和教育利益相关者在三个方面的角色和责任。

(10) 通过考虑更广泛的指标(如ESG)来促进社会和环境福祉。

3. 人工智能伦理的原则　WEF提出了9条AI伦理原则,包括前2条认识原则和后7条人工智能的一般伦理原则。

(1) 可解释性(可解释性、透明性、可证明性)：一个人工智能系统应该能够解释其模型决策的总体情况,以及是什么驱动了不同利益相关者的个体预测。

(2) 可靠性、稳健性和安全性：系统的开发应该使它们能够使用正确的模型和数据集在长时间内可靠地运行。

(3) 责任：人工智能系统的所有利益相关者都对其使用和误用的道德影响负责。同时,还必须有一个明确可识别的负责方,无论是个人还是组织实体。

(4) 数据隐私：个人应该有权管理用于训练和运行人工智能解决方案的数据。

(5) 合法性和合规性：人工智能系统设计中的所有利益相关者必须始终按照法律和所有相关的监管制度行事。

(6) 有益的人工智能：人工智能的发展应促进和体现可持续合作、开放等共同利益。

(7) 属于人类的机构：作为人工智能解决方案决策或操作的一部分,人工干预的程度应该由感知到的道德风险严重程度决定。

(8) 安全：人工智能系统在其整个使用寿命中,不应危及人类的身体安全和精神完整性。

(9) 公平：人工智能的发展应该保障类似群体中的个人受到公平对待,没有偏袒或歧视,也不会造成或导致伤害。同时,还应保持对数据背后个人的尊重,避免使用包含歧视性偏见的数据集。

(三) 欧盟

欧盟是最早开始系统布局人工智能治理的国际组织之一。从2015年开始,欧盟议会法律事务委员会(JURI)就成立了专门研究机器人和人工智能发展相关法律问题的工作小组,并在2016年发布了《就机器人民事法律规则向欧盟委员会提出立法建议的报告草案》。欧盟在人工智能治理中强调"民主""人权"等价值,并致力于将"技术向善"和"以人为本"等价值嵌入技术的治理规则,以规范人工智能技术和产业发展,建立人工智能治理体系。该体系包括《通用数据保护条例》和《人工智能法案》两部分,通过呼吁成员国遵守严格的监管标准,借助欧盟监管优势,引领全球人工智能治理进程。2018年,欧盟《通用数据保护条例》(GDPR)首次提出"基于风险的治理路径"以来,风险成为各国为人工智能立法的关键词。2024年8月,正式生效的《人工智能法案》更是全球首部全面的AI监管法案,提出了风险评估体系,设定了严格的法律框架,影响全球AI监管标准。

欧盟《通用数据保护条例》为个人数据使用设定了标准,而《人工智能法案》旨在保护公民免受AI风险。两者的不同之处在于,《通用数据保护条例》是基于原则的立法,而《人工智能法案》更像是产品安全法规,融合了基本权利。前者适用于一切,后者则侧重于产品和应用程序投放市场的情况,但不包括纯技术的研究和开发。

首先,《人工智能法案》对企业的合规成本影响显著。根据法案,违规企业最高会被罚3 500万欧元或年收入的7%。其次,该法案针对生成式人工智能新增透明度要求,对潜在风险和影响程度规定了相应的义务,并明确禁止某些可能威胁公民权利的应用程序,如无针对性地抓取面部图像以创建面部识别数据库、基于敏感信息特征的生物识别分类系统等。最后,更为重要的是,该法案还根据风险高低,将人工智能技术划分为从"不可接受"到高、中、低四个风险类别,以便更有效地进行监管。

《人工智能法案》对人工智能系统(AI)可能对人们的健康、安全或基本权利造成的潜在负面影响进行评估,并依据风险评估管理路径,将人工智能技术可能带来的风险分为不可接受的风险、高风险、有限的风险和极小的风险四个等级,明确以高风险为主的监管思路开展风险分级分类管理。该路径强调根据风险的强度和影响范围来确定治理规则的类型和内容。

高风险人工智能系统一般指用于诊断、预防、监测、预测、预后、治疗或减轻疾病、伤害或残疾的医疗设备所装载的人工智能系统。人工智能作为诊断工具必须符合一定的安全和质量要求,操作人员对其使用有特定的义务,即定期评估。根据《欧盟医疗器械条例》(第6条人工智能法案)要求进行第三方对人工智能医疗设备、器械进行合规性评估。

高风险的人工智能需要遵守严格的要求,如风险管理、数据治理和人工监督。因此,《人工智能法案》为人工智能医疗设备创造了一个额外的监管水平,并将其纳入医疗设备的定期合格性评估中。

与之相对,低风险的人工智能并不纯粹将医疗诊断作为目的,其常常用于促进人类福祉、健康或监测活动。例如,智能运动手环等移动健康应用程序或基于用户数据提供个性化饮食建议的程序,以及用于老年人辅助生活的人工智能传感器。这类产品不属于欧盟医疗设备条例的定义范畴,同样,其也不需要进行第三方符合性评估(第Ⅰ类)。

这些系统只需要遵守一定的信息透明度要求,因为它们与个人存在直接互动,比如聊天机器人会提供关于常识回答。因此,法案中要求提供者和部署人员采取措施,确保其工作人员在使用所有(低风险和高风险)人工智能系统时具有足够的人工智能知识普及水平。除此之外,对于最低风险的人工智能系统则没有特殊规则。

《欧盟人工智能法》的实施需要政策制定者、技术开发者、法律专家和公民社会等所有利益相关者的合作和参与,从而有效应对治理挑战,并将各方面贡献转化为切实成果。在卫生健康实施中需要优先考虑健康,决策者可以缩小现有的差距,确保立法保护与健康有关的人工智能的提供者和部署者,同时保护患者的权利和健康。欧盟《人工智能法案》虽未直接涉及患者反对 AI 诊断的权利,但强调了对提供者和部署者的要求。法案第 85 条赋予个人投诉权,第 86 条确保了个人对 AI 决策的解释权,适用于高风险 AI 系统,不包括医疗设备。这要求在 AI 影响健康、安全或基本权利时提供解释。但是,解释权的适用范围有限,其忽视了患者权利在医疗保健中的重要性,通过澄清对"属于弱势群体的人"的定义,需要特别考虑。

此外,《人工智能法案》对医疗保健部门使用的人工智能提出了质量和安全要求,特别是在人工智能医疗设备的数据治理方面。由于其横向特性和缺乏部门解释,它在医疗保健领域的应用存在一些限制。首先,缺乏对低风险健康相关人工智能系统的全面监督和问责机制,可能导致无效或有害系统的广泛出现,这可能削弱公众对这类技术的信任。其次,基本权利影响评估的过程不明确,没有评估其可接受性的义务,且对私人医疗保健提供者缺乏强制性评估,可能导致患者权利保护的差异,且成员国之间在患者权利保护方面存在差异。最后,《人工智能法案》的科学研究豁免条款可能为逃避医学研究和临床试验中使用的人工智能制度留下了空间,这可能会对患者带来风险。

第三节 我国公共卫生领域大数据、人工智能研发与应用的关键伦理风险治理与管控展望

一、坚守个体自主和促进人类福祉,完善落实大数据、AI 保护伦理准则和法律法规

科技进步带来的伦理问题,尤其是在公共卫生领域的大数据与人工智能(AI)应用中,已经成为目前及未来的讨论重点。国内外在医疗卫生领域的大数据和 AI 应用中,已就一些通用伦理原则达成共识。这些原则包括保护个体自主权、促进公共健康、安全与福祉、保障隐私和数据保护、确保公平与包容性、提升系统的透明性、可解释性和理解性,同时强调责任与问责。然而,针对公共卫生领域的大数据和人工智能,现有的标准化伦理法规仍处于起步阶段,急需进一步细化伦理价值原则,明确伦理边界和各方职责,这是未来立法的重要方向。

理论上,公共卫生大数据与 AI 技术属于公共卫生与数据智能交叉学科。当前,公共卫生领域已形成统一适用的伦理框架,为公共卫生实践提供了重要指导。与此同时,人工智能和大数据领域的伦理原则也在逐步达成共识,形成了重要的参考框架。然而,将公共卫生伦理和通用 AI 伦理原则结合形成的伦理体系,仍存在适应性和充分性不足的问题。尤其是在面对快速发展的公共卫生大数据与 AI 技术时,现有的伦理框架未能全面有效地指导实践,导致不同治理主体和应用场景的伦理问题缺乏明确的基准。

《赫尔辛基宣言》(2023 年修订版)和《国际人类基因组与人类遗传学伦理指引》、欧盟《人工智能伦理指南》(2019 年),以及《世界卫生组织全球数字健康行动计划》均提供了在医疗健康和人工智能领域的伦理指导框架,推动了全球医疗科技伦理治理的基础建设。然而,公共卫生大数据与 AI 技术的应用尚处于初级阶段,国内外政府部门普遍将 AI 技术纳入医疗器械监管范畴,并采取更为谨慎的态度。现行的生命医学伦理治理机制未能直接适用于公共卫生大数据和 AI 技术的应用,导致缺乏统一的伦理规范和完善的问责机制。随着 AI 技术在公共卫生领域的深

入应用,其对社会生活的深远影响使得伦理治理变得尤为迫切。当前的伦理治理模式需要从传统的专业性、局部治理转向更加包容性、协作性的跨部门合作。

例如,在公共卫生数据的使用过程中,如何平衡个人隐私保护与公共健康利益的需求,如何在疫情防控中快速收集和共享数据而不侵犯个人隐私,成为各国面临的关键问题。新冠疫情暴发期间,中国和世界各地使用大数据追踪疫情传播、预测高风险区域,并在一定程度上利用AI进行疾病模型预测。然而,数据的收集与分析虽然在提升公共卫生反应能力方面取得了成效,但也引发了隐私侵犯、数据滥用及伦理争议。因此,如何构建一个既能够快速应对公共卫生挑战,又能够有效保障公民隐私和权利的伦理框架,成为当前公共卫生领域AI技术治理的核心任务。

国内外的伦理讨论已逐渐向法律法规的层面过渡,然而我国在公共卫生领域的AI伦理法规仍显不足。为此,建议在现有的《人工智能伦理治理标准化指南》基础上,进一步制定符合公共卫生特殊需求的伦理框架,并根据实际应用场景细化相关标准。例如,可以参考世界卫生组织、欧盟人工智能法规以及欧盟数据保护指令(如GDPR),结合我国公共卫生体制的实际情况,制定针对不同疾病防控场景、疫苗接种数据管理、健康数据共享等方面的伦理评估标准,推动相关法规的完善。

二、凝聚各治理主体和治理环节,打造多方共建的大数据、AI全生命周期治理模式

在人工智能伦理治理中,治理主体的多元性是至关重要的特征之一。因此,构建系统化的伦理治理模式必须依赖于政府、企业、学术界、科研机构、标准化组织、行业组织及每一位公民的共同参与与协作。各方应根据其职能和优势,推动全面而有效的治理体系建设。政府作为公共卫生领域的核心治理主体,具有主导作用,特别是在应急管理和健康危机应对中,政府负责制定和落实伦理原则、监管法规,并确保各方履行职责。企业在大数据和人工智能技术的研发与应用中扮演着重要角色,需加强技术开发中的伦理审查与风险评估,完善员工的伦理培训体系,及时识别与应对可能出现的伦理风险,保障技术应用的社会责任。大学和科研机构则应充当独立的伦理监督者,提供数据支持与科学依据,为政策决策和技术应用提供公正的评估。

多方协同的伦理治理并非"去中心化",而是将公共卫生领域内更多的利益相

关者纳入治理框架中，通过有效的沟通与协商，促进多角度的伦理审视和意见交流。这样的治理模式弥补了单一政府或企业治理所不能覆盖的盲区，强化了联动协作机制，从而确保大数据与人工智能技术的安全与公平。

在公共卫生领域，尤其是在大数据与人工智能的应用中，治理应当覆盖技术的整个生命周期，包括设计、研发、验证、应用及监测等阶段。在技术设计阶段，应明确技术应用的目标、场景、预期效果、数据质量标准以及评估方法，重点关注合规性和隐私保护，确保设计方案的合理性和伦理性；应根据技术的创新性与潜在颠覆性，预见可能出现的伦理问题，并制定应急治理预案。在研发阶段，要确保数据的准确性和时效性，建立完善的数据清洗、标注和处理机制，避免数据偏差的形成。同时，应特别重视算法的公平性与透明性，推进可解释 AI 的技术研究，提升公众对技术的信任。在技术应用前，应通过临床试验和社会实验进行全面验证与评估，确保技术的安全性与社会适应性。在技术应用阶段，要持续监测技术的社会影响，建立动态的伦理评估体系，及时调整和修正偏离伦理标准的技术路径。

值得注意的是，公共卫生领域中大数据与人工智能的应用往往涉及敏感信息和社会群体的利益，因此，任何技术应用都需特别关注数据隐私和公共信任问题。例如，在 AI 辅助诊疗领域，数据保护和算法公正性是最重要的伦理问题之一。近年来，中国的《"健康中国 2030"规划纲要》中提到，要通过大数据提升公共卫生服务水平，但同时必须确保数据使用的透明性与安全性。这一背景下，需制定更加完善的伦理治理框架，确保技术应用不对特定人群产生歧视或伤害。

随着技术的持续进步，人工智能在公共卫生防疫中的应用也带来了新的挑战与机遇。例如，在疫情预测和管理中，通过大数据监测与 AI 算法预测流行病趋势，对控制疫情扩散具有重要意义。然而，这些技术也可能带来隐私泄露、数据滥用等伦理风险。为此，治理模式必须随着技术和社会环境的变化而持续演化，确保对新兴伦理问题的敏感性和应对能力。

因此，全面的伦理治理模式需要紧跟技术发展的步伐，推动包括数据保护、算法公平性和社会责任在内的各项伦理问题的解决，确保技术在整个生命周期中都能够实现社会效益最大化，减少潜在的负面影响。

三、统筹全局，锐意进取，强化支撑技术的体系布局与实践水平

近年来，我国在人工智能治理方面持续推进，并取得显著成效，特别是在公共卫生领域，人工智能技术的应用逐步深入，治理框架不断完善。随着技术的迅速发

展和应用的不断拓展,如何确保人工智能在公共卫生领域的伦理合规与科学应用,已成为政策制定者和相关部门的重要课题。政府、学术界、产业界等多方力量共同推动人工智能技术的落地应用,并力求在技术创新与伦理规范之间找到平衡。

首先,我国在人工智能治理的战略规划上已明确目标。国务院发布的《新一代人工智能发展规划》提出的"三步走"战略:到2020年,部分领域的伦理规范和政策法规初步建立;到2025年,初步建立人工智能的法律法规、伦理规范和政策体系,形成安全评估和管控能力;到2030年,构建完善的人工智能法律法规、伦理规范和政策体系。此战略目标为我国人工智能在各领域的规范应用提供了方向,为人工智能在公共卫生领域的健康发展奠定了制度基础,并为应对技术发展带来的伦理挑战提供了战略指引。

在实际操作层面,2023年发布的《人工智能伦理治理标准化指南》深入分析了人工智能应用的伦理问题,涵盖数据、算法、系统与人为因素四大维度,并提出了具体的技术实现路径和治理措施。在公共卫生领域,人工智能技术的应用涉及海量敏感数据和复杂的决策支持过程,因此对其治理提出了更高的要求。

在数据层面,指南强调数据采集与授权的重要性,并提出通过安全计算、联邦学习、同态加密等技术避免直接访问用户私人数据,从而在不侵犯隐私的前提下进行人工智能模型的训练。在算法层面,指南关注模型部署中的信息泄露和恶意修改风险,提出了相应的防范措施。系统层面特别强调人工智能技术在工作场景中的潜在滥用,警示可能引发劳动者权益受损,甚至带来结构性失业危机。在人为因素层面,指南深入讨论了算法歧视问题,分析了算法设计者与用户偏见对决策结果的影响,以及可能导致的不公平后果。

指南还提出了可解释性实践路径,强调在模型建模过程中融入专家经验,使得模型的输出更符合专业判断。例如,2024年哈佛医学院与辉瑞公司联合推出的MedAI Kgarevion平台为医疗领域的人工智能提供了新的实践经验。该平台结合了统一医学语言系统(UMLS)与大型语言模型(LLM)的知识图谱,提升了医疗决策的准确性与可靠性,也确保了决策依据的透明性。这一做法为我国在医疗AI应用中的伦理治理提供了有益参考。

人工智能治理是一项复杂的系统性工程,需要根据社会需求和技术发展动态调整治理策略。尽管我国在人工智能治理方面已经取得了一定进展,但仍面临诸多挑战,特别是在公共卫生领域,人工智能的应用仍处于不断探索和完善之中。未来的治理框架应遵循以下几个基本原则:一是秉持科技造福人类、安全与发展并重的治理目标;二是构建政府、市场与公众多方协同共治的治理模式;三是综合运用伦理引导、技术应对与规范立法等治理手段;四是建立全面且反馈及时的治理效果评价机制。

展望未来,我们应准确把握新一代人工智能的发展趋势与特点,积极参与全球人工智能治理议题,借鉴国际社会的优秀产业实践与监管经验,并加强伦理及治理体系的理论研究。同时,应探索构建符合中国国情的人工智能治理框架,确保在科技发展的同时始终维护人民利益和国家安全。通过不断完善治理体系,我国将有效应对人工智能技术带来的挑战,推动技术在各领域的健康、可持续发展。

参考文献

[1] 丁波涛. 疫情防控中的大数据应用伦理问题研究[J]. 情报理论与实践,2021,44(3):53-58,75.

[2] Martinez-Martin N, Kreitmair K. Ethical issues for direct-to-consumer digital psychotherapy apps: addressing accountability, data protection, and consent[J]. JMIR Ment Health, 2018, 5(2): e32.

[3] Valentine L, D'Alfonso S, Lederman R. Recommender systems for mental health apps: advantages and ethical challenges[J]. AI Soc, 2023, 38(4): 1627-1638.

[4] 李晓洁,丛亚丽. 从"谷歌流感趋势"预测谈健康医疗大数据伦理[J]. 医学与哲学,2019,40(14):5-8.

[5] 宋冠澎,王启帆. 医疗人工智能算法决策的伦理风险及规制策略[J]. 中国医学伦理学,2024,37(9):1080-1086.

[6] Obermeyer Z, Powers B, Vogeli C, et al. Dissecting racial bias in an algorithm used to manage the health of populations[J]. Science, 2019, 366(6464): 447-453.

[7] Abdulkareem M, Petersen S E. The promise of AI in detection, diagnosis, and epidemiology for combating COVID-19: beyond the Hype[J]. Front Artif Intell, 2021, 4: 652-669.

[8] 孙敏,孙彤. 公共卫生治理的数字化变革:异化风险与规制路径[J]. 浙江万里学院学报,2022,35(5):59-65.

[9] 杨蕾,刘孟奇. 我国人工智能的安全风险挑战与治理路径研究[J]. 北京警察学院学报,2024(6):16-22.

[10] 洪永淼,史九领. 人工智能的政治经济学分析[J]. 学术月刊,2024,56(1):43-59.

[11] 胡正坤,李玥璐. 全球人工智能治理:主要方案与阶段性特点[J]. 中国信息安全,2023(8):61-64.

[12] 王宇笛. 中、美、欧人工智能伦理治理的政策比较研究[J]. 哈尔滨学院学报,2024,45(6):29-33,134.

[13] 饶晗. 中美欧生成式人工智能政策法规比较研究及启示[J]. 中阿科技论坛(中英文),2024(3):157-162.

[14] 邱惠君,郭利.新加坡人工智能治理的实践探索及启示[J].信息化建设,2023(1):53-56.

[15] World Health Organization. Ethics and governance of artificial intelligence for health: WHO guidance[R]. Geneva: World Health Organization, 2021.

[16] World Economic Forum. Empowering AI Leadership: AI C-Suite Toolkit[R/OL].(2022-01-12)[2024-10-24]. https://www.weforum.org/publications/empowering-ai-leadership-ai-c-suite-toolkit/.

第四篇

大数据、人工智能
＋公共卫生应用体系

第八章
公共卫生领域大数据与人工智能的需求与应用分析

第一节 公共卫生领域的大数据关键需求分析

一、临床决策支持系统

首先,大数据在临床决策支持系统中的应用为医生提供了更全面、深入的患者信息。传统医疗决策通常依赖于医生的经验和直觉,而大数据则通过分析大量的历史数据、基因组数据,预测疾病的发展趋势和治疗效果,为医生提供更准确和全面的患者信息,并为制定治疗方案提供科学依据。

其次,大数据在临床决策支持系统中的应用有助于优化患者管理。通过分析和挖掘患者数据,有利于医生及时发现患者的病情变化和潜在问题,从而迅速调整治疗方案,进而提高治疗效果和患者满意度。此外,大数据分析还促进了医学科研和创新,通过分析大量病例数据,有助于识别新的疾病特征并预测治疗方案,为医学研究提供新的视角和方法。

最后,大数据在临床决策支持系统中的应用还能够提升医疗机构的医疗质量和效率。通过对医疗数据的分析,医疗机构可以识别服务中的不足,从而改进医疗流程和服务质量。同时,大数据分析还有利于优化医疗机构的资源配置,提高运营效率,为医疗行业的可持续发展贡献力量。

二、精准医疗

精准医疗运用基因组学等多种组学技术和生物医学等前沿技术,通过对人群与特定疾病的生物标志物进行分析,精确定位治疗靶点,最终确定个性化治疗方案。作为大数据与人工智能技术在医疗领域的融合应用,精准医疗以个体医疗为核心,为患者提供更加精准和个性化的治疗方案,正在引领着传统医疗模式的变革。这一发展不仅改变了医生与患者的互动模式,也重新定义了医疗行业的运作方式。

首先,精准医疗的核心在于全面了解患者。这一过程不仅涵盖了患者的病历和检查报告等基本信息,还包括患者的基因组数据、生活习惯和环境因素等。借助大数据技术,这些数据得以深度挖掘,从而揭示患者的疾病特点和遗传因素,使得医生能够更加准确地判断患者的病情,并制定更具针对性的治疗方案。

其次,精准医疗的实施依赖于大规模的数据采集与分析。随着生物信息学和基因组学等学科的发展,海量的基因组、转录组、蛋白组等数据得以收集和整理。分析这些数据,有利于科研人员了解不同患者之间的差异和疾病的发病机制。例如,通过分析癌症患者的基因组数据,可以识别与癌症发生和发展相关的基因变异,确定精确的治疗靶点,从而为患者提供更精准的药物治疗方案。此外,精准医疗还注重疾病的预防和筛查,通过分析特定人群的基因组数据,可以预测个体罹患某种疾病的风险,从而提前采取干预措施,预防疾病的发生。同时,精准医疗也促进了跨学科的合作与交流,医学、生物学、化学、数学等多个学科的专家共同参与精准医疗的研究与实践,发挥各自的专业优势,有利于推动医学科学的进步和创新,为人类健康事业作出显著贡献。

最后,为推动精准医疗的发展与应用,需要社会各界的广泛参与。政府应加大对精准医疗的投入和支持,鼓励科研机构和企业开展相关研究。同时,医疗机构也应积极引进和应用精准医疗技术,提高医疗服务的质量和效率。此外,公众应加强对精准医疗的认知,积极参与健康管理并践行"主动健康"的理念,共同推动精准医疗事业的发展。

三、公共卫生监测与预警

通过对公共卫生数据的收集、分析和监测,全智慧化多点触发传染病监测预警体系能够及时发现潜在的公共卫生问题,为政府和相关部门提供科学的决策依据,有效化解传染病疫情风险,是保障公众健康、维护经济社会稳定的关键支撑。

首先,公共卫生监测与预警系统依赖于大规模的数据采集与分析。通过对临床症状、病原微生物和环境因素等公共卫生数据的系统化收集和整合,能够建立一个全方位、多层次的公共卫生监测体系。该体系包括哨点医院监测网络、病原微生物实验室监测网络,以及病媒生物、宿主动物和环境相关风险监测网络。其将二、三级医院及传染病医院等卫生机构纳入检测网络,开展临床症状和多病原监测,实现多病种同检测;将疾控机构、医疗卫生机构等具备病原检测资质的机构纳入检测网络,并及时更新病原微生物名录,建立哨点医院监测网络。

其次,有效的预警机制是公共卫生监测与预警体系的重要组成部分。该体系能够监测和分析各种传染病、慢性病等疾病的发生和流行趋势,同时评估环境、气候和社会经济等因素对公共卫生的影响,有助于风险评估研判。根据风险评估的结果,相关部门可以制定并实施相应的预警措施,如启动应急预案、加强防控措施等,以防止或减轻公共卫生事件的发生及其影响。此外,公共卫生监测与预警还需要跨部门、跨领域的协作与协调。公共卫生问题通常涉及多个领域和部门,需要政府、卫生、环保、教育等部门的紧密合作与协调。大数据技术的应用可以促进各部门之间的数据共享和信息交流,从而提高公共卫生监测与预警的效率和准确性。

最后,加强公众的健康教育和宣传也是提升公共卫生监测与预警效果的重要环节。公众是公共卫生的核心主体,其健康意识和行为习惯对公共卫生具有重要影响。利用大数据技术,可以分析公众的健康需求和行为模式,为其提供个性化的健康教育和宣传服务,从而提高公众的健康素养和自我防护能力。

四、健康管理

健康管理是一种综合性医疗卫生服务模式,通过对个体的健康状况和疾病风险进行评估,为公众提供专业的健康咨询和指导。传统健康管理主要依赖医生的经验和以往的公共卫生通用经验,而大数据技术通过对人群健康数据的全面分析和挖掘,能够为个人和家庭提供更精准和个性化的健康管理方案,在健康管理领域开创了全新模式。

首先,大数据在健康管理中的应用实现了个性化健康管理的突破。通过可穿戴设备、移动应用等工具,可以实时监测心率、血压、血糖等生理指标,以及睡眠质量、运动量等生活习惯数据。同时,结合个人的健康数据,包括病历记录、生活习惯、遗传信息等,预测疾病风险,如高血压、糖尿病等,从而实现早期干预,防止疾病的发生,提高健康管理的精准度和有效性。此外,居民的健康检测数据可以有计划地同步共享至社区医院、政府部门,为政府医疗经费投入和资源分配提供真实可靠的决策依据。

其次，大数据在健康管理中的应用也促进了跨学科的合作与交流。医学、生物学、心理学等领域的专家可以利用各自的专业优势和技术成果，共同参与健康管理的研究与实践。这种跨学科的合作推动了健康管理的进步与创新，为人类健康事业作出了重要贡献。

最后，大数据在健康管理中的应用还具有显著的经济效益。有效的健康管理以及健康管理和预防知识的科普宣传，有助于实现疾病的早期精准发现、早期精准治疗，减少中间环节，降低时间成本和医疗成本，减少医疗资源的浪费，提高公众的健康意识和自我保健能力，促进健康产业发展，实现卫生资源的优化配置和医疗机构的合理获利，从而为社会带来更多的经济效益。

第二节 人工智能技术在公共卫生中的应用现状与前景

一、应用现状

随着人工智能技术的兴起与发展，作为引领产业变革的驱动力量，人工智能已经渗透进各行各业，为行业发展带来全新的认识和动力。在公共卫生领域，人工智能技术促进了公共卫生体系的智慧构建，包括诊断准确性的提升、预防策略的精准定制、突发公共卫生事件监测与应急响应的智慧管理。在人工智能模型中，开源大模型具有成本低、迭代速度快、定制化上限高等优势。比如，以 Meta 的 LLaMA 为底座的模型，包括 MedAlpaca、NHS－LLM、ChatDoctor 和 DoctorGPT 等，这些模型可完成医疗问答任务；以 ChatGLM 为底座的模型，如 DoctorGLM、SoulChat 等，这些模型可完成医疗问答、慢性病管理和心理咨询服务；以 Bloomz 为底座的模型，如 ClinicalGPT、SoulChat 等，这些模型同样可以完成医疗问答、慢性病管理和心理咨询服务。此外，少数医疗健康大模型使用 Baichuan、元语智能（ChatYuan）作为底座。

（一）科研院所自研模型

ClinicalGPT 由北京邮电大学信息智能与数字健康研究所科研团队研发，是面向临床场景的基础大模型。它使用广泛的真实世界数据，如医疗记录、患者咨询内容、知识图谱等,进行训练和指令微调,并通过人类反馈强化学习,实现了与人类医生行为和医疗安全性的对齐。目前,ClinicalGPT 包括 7B、13B 和 176B 三个版本,其中 ClinicalBERT 和 ClinicalGPT7B 已经开源,在 Hugging Face 上线以来,平均单月下载超过 10 000 次。

ClinicalGPT 在多种临床任务中均体现出了优秀的能力,包括多轮问诊互动、医学检查、疾病诊断、医学考试及医学知识问答等。此外,通过结合图像语义理解,ClinicalGPT 也具备了多模态的理解能力,能够基于人脸进行多种疾病风险预测,通过上传人脸的照片即可给出包括心血管疾病、代谢类疾病、免疫系统疾病等个体疾病风险的评估与预测结果。基于 ClinicalGPT 的智能问诊系统与中医智能导诊系统,已在多家知名医院进行了临床及医疗服务场景的应用落地。

在通用医学方面,ClinicalGPT 能结合病史进行多轮问诊,并在智能导诊、症状分析、疾病类型诊断、疾病鉴别诊断等方面具备出色的能力。其辅助临床决策能力覆盖了呼吸、消化、泌尿、精神病学、神经病学、妇科非血液学等科室。

在中医临床方面,基于中医理论、辨证施治、经络穴位、中药配方、术语准确性、剂量准确性及区分中西医概念等维度,ClinicalGPT 覆盖了包括心脏、肿瘤、针灸等 16 大科室,能够根据用户提供的主诉、疾病、症状、体征信息给出辨证施治结果和中医方剂方案,同时能够根据患者的主诉及病历信息提供健康、食疗、推拿、针灸等多维度调理方案。

(二) 科技公司自研模型

近年来,大型科技公司纷纷自研通用大模型,通过平台化模式赋能生命科学与医疗健康行业发展。这些科技巨头依托算力、资金优势,在自研通用大模型基础上,加快推出生命科学与医疗垂直行业通用基础模型及平台,赋能下游细分领域的应用发展。例如,英伟达推出了用于药物研发的生成式 AI 平台 BioNeMo,通过定制和部署 AI 模型,预测 3D 蛋白质结构,从头开始生成蛋白质和小分子并进行属性预测和分子对接,还可以访问预训练模型,进行交互式推理,加速药物研发。英特尔推出了基于 1 万亿参数的生成式模型 Aurora genAI,根据生物学、化学、物理学、医学和其他来源的通用文本、代码、科学文本和结构化科学数据进行训练,以应用于系统生物学、癌症研究、气候科学、宇宙学、高分子化学与材料科学等领域,以加速科学研究。腾讯基于"混元"大模型,推出了医疗大模型,包含智能问答、家庭医生助手和医疗影像平台等多场景 AI 产品,赋能文案生成、智能问答、病历整理、影像报告和辅助诊疗等应用场景。此外,腾讯推出的"云深"(iDrug)平台,具备预测蛋白质结构的能力,可加速驱动药物研发。百度基于国产"文心"大模型,推出了"灵医大模型",是国内首个"产业级"医疗大模型,也是国内首个实现商业化落地的医疗大模型。"灵医大模型"支持临床决策、病历草稿生成、文献速览、知识问答和智慧科研等场景,现已全面向公立医院、药械企业、互联网医院、连锁药房等机构开放体验,并支持其他生态合作方进行 API 调用、插件集成。阿里基于"通义千问"大模型底座,并应用自建的 261 万多个术语集以及大量的医学知识库做知识增强,推出了"通义医疗行业大模型",比如,健康助手可以提供医学常识等方面的医学健康咨询服务,使用少量的人工标注样本实现对病历文本进行精细颗粒度结构化,助力医疗、医药业务场景模型构建,以及全生命周期二次训练、推理、评测和模型加速应用服务。

"大医"是由商汤科技研发的医疗健康大语言模型,以商汤自研的千亿参数规模的大型语言模型"商量"为基础,利用超 300 亿 token 的高质量医学知识数据训练而成,数据来源广泛,涵盖医学教材、医学指南、临床路径、药品库、疾病库和体检报告等资料,还包含 4 000 万份病历的真实世界数据、医患问答和对话等。在增量预训练、指令调优、奖励模型构建以及基于执业医师反馈的强化学习训练基础上,商汤自主研发了长程记忆存取、医学知识库查询、医学计算器等实用性插件功能,使得"大医"能够精确回答医疗健康领域的专业问题。

"大医"聚焦智慧大健康、智慧患者服务、智慧临床以及数智建设四大应用领域,已覆盖智能自诊、体检咨询、健康问答、导诊、预问诊、用药咨询、诊后随访管理、智慧病历、诊室听译机器人、智慧医助、智慧随访、影像报告结构化及病历结构化共 13 个医疗健康场景,实现模型功能与具体场景的精准匹配,推动医疗健康全产业链数智化转型。为了满足差异化部署需求,商汤推出多个版本,参数量从千亿到百亿级别不等,能够以公有云服务方式为合作机构提供服务,也能够帮助合作机构高效完成模型私有化部署,为机构提供专属医疗健康大模型,满足医疗健康大模型落地时面临的个性化需求。借助创新的模型量化技术,可降低"大医"落地部署的硬件需求,降低了医疗健康大模型的部署门槛。目前,"大医"已面向医疗健康产业链上下游机构客户开放服务,并将进一步加强探索与营养保健、健康管理等领域企业、机构的合作,为产业链高质量发展赋能,加速推动医疗健康大模型与实际需求场景的紧密融合。此外,商汤科技还与行业伙伴合作,推出了医疗影像大模型、生信大模型等多种垂类基础模型群,覆盖 CT、MRI、超声、内镜、病理、医学文本、生物信息数据等不同医疗数据模态，以期提升医生的诊疗效率，优化患者就医体验以及院外健康管理效率，推动人工智能赋能下的可落地、可复制、可推广的高质量医疗服务发展，最终解决医疗资源区域分布不均、群众看病难的状况。

(三) 药械医健类企业

药械医健类企业具有行业数据优势，能够以调用接口或基于开源模型自研的方式切入具体的场景应用。制药企业、医学影像设备企业、CXO 企业（生物医药外包服务企业）、互联网医疗企业、医疗 AI 创业企业等通常积累了丰富的生物医学数据和用户资源，还具有强大的细分领域专业能力。企业可以通过调用先进大模型的 API 接口或基于相关大模型微调改进自身产品，快速打造出具有领域特色和竞争力的智能化产品及服务。例如，FermaAI、Nuance、Doximity、Bionic Health、Wondercise 集成 ChatGPT/GPT-4 大模型，提供更加便捷、智能的生物技术及制药咨询、自动化病历生成、医学文档处理、个人健康管理功能。此外，企业也可以基于开源大模型和自有行业数据开发研制医疗大模型产品，利用开源模型技术能力和研发资源，充分发挥自有数据价值，不断迭代提升模型效率和水平，但该模式对软/硬件算力基础设施要求较高。目前，在虚拟健康助手、注册审评咨询、互联网问诊、医保商保、医药信息情报等领域涌现了一批典型产品。

恒瑞医药作为国内大健康领域的领军企业，密切关注市场动态，积极利用新技术赋能医药研发。目前，恒瑞医药已通过自主研发与对外合作结合的方式建立了AI-分子设计平台，利用人工智能技术赋能药物研发流程，包括靶点研究、小分子药物设计和性质预测、合成路线预测、大分子药物设计和成药性优化等，以提高研发效率。

迈瑞医疗作为国内医疗器械领域的领头企业，积极了解临床诊疗需求，提供基于设备物联的智慧化诊疗，研发产品涵盖监护系统、呼吸机、麻醉机、超声影像、体外诊断仪器等方向。此外，迈瑞医疗积极参与推动医院高质量发展，进行设备统筹、科室效益分析、科研数据库建立等信息化手段探索，以期协助医院提质增效、控本降费。

(四) 医疗大模型商业化

当前，国内医疗大模型产品大多处于研发内测或定向体验阶段，国外部分医疗健康 AI 应用通过集成 ChatGPT/GPT-4 大模型来增强对外服务能力，因此，医疗大模型商业化落地尚处于早期探索阶段,头部科技巨头正初试商业变现路径。整体来看,由于技术成熟度和医疗健康领域特殊性的限制,大模型产品实际部署适用范围较小,因此未来有较大的拓展空间。商业模式上,医疗基础模型接口调用收费、大模型定制开发收费、数据标注和处理服务收费、模型训练加速和优化服务收费等模式或将兴起。国外 GPT-4 大模型通常按调用接口的服务量收费;国内已有公司自研产品面向医疗机构、药械企业、药房等用户群体,以提供不同服务,尝试多元变现路径。除模型调用和模型开发外,目前已出现一些工具平台型方案,通过提供医学数据库、医疗专用智能计算平台、系列基础模型组合平台或模型训练降本提效等技术服务进行盈利。未来,随着医疗大模型技术的创新发展与应用的加速落地,相关商业模式将更加清晰和多元。

例如,"灵医大模型"是百度集团研发推出的国内首个"产业级"医疗大模型,也是国内首个实现商业化落地的医疗大模型。"灵医大模型"基于百度"文心大模型"底座和百度智能云千帆算力资源,内置了知识增强、检索增强和上下文增强等多项增强技术以提升大模型的准确性和多样性,基于万卡算力集群和全生命周期的模型开发工具链的保障,进行无标注的预训练,不断优化底层参数,结合"灵医"智慧临床脱敏数据、300 多万例多模态影像数据、6 亿多条健康科普内容、70 多万临床试验研究信息和医学知识、百度健康线上优质就医问诊数据和 GBI 医药数据等,最终形成了知识增强大型语言模型。

在服务模式上,"灵医大模型"可划分为四层架构,按需为不同用户提供服务。① 应用层:主要为患者、医院、企业等用户提供 AI 原生应用,以灵医 Bot 为助手,聚焦智能健康管家、智能医生助手、智能企业服务三大方向,满足"医-患-药"各自的特定需要。智能健康管家具有智能导诊、预问诊、健康咨询等功能,为患者提供就医咨询引导。此外,"灵医大模型"还支持临床决策、病历草稿生成、文献速览、知识问答和智慧科研等场景,现已全面向公立医院、药械企业、互联网医院、连锁药房等机构开放体验,并支持其他生态合作方进行 API 调用、插件集成。② 能力层:主要以 API 或 AI 插件的方式,为生态合作伙伴提供高质量的 AI 服务,帮助合作伙伴进行二次开发,打造 AI 原生应用。③ 模型层:主要根据不同的应用需要和部署资源,提供旗舰版、Lite 版和定制版服务。旗舰版提供公有云服务,用户无须担心部署成本;Lite 版面向医院客户或对私有数据较为重视的客户提供模型服务,以私有化方式部署,分档设置十亿和百亿参数量级的模型;定制版针对自有高质量数据且具有一定研发能力的客户,需针对具体场景,如专科专病,提供定制化模型训练或调优服务。④ 算力层：重点面向有私有化部署需求的用户，提供三个等级的软硬一体的算力支持能力。一体机版，将模型和算力进行了一体化封装，主要针对对算力要求高且预算充足的客户，可在内部私有化环境中直接部署使用，也可基于内部数据进行训练和微调，更好地满足业务场景需要；信创版，针对国产化需要的客户，基于百度自研的昆仑芯芯片，提供全栈国产的算力支持；CPU 版，针对算力和预算紧张的客户，提供开箱即用的能力，无须训练和微调模型，有限算力下，直接使用大模型推理能力，满足特定任务的应用需要。

二、具体场景应用前景分析

（一）AI 大模型在智能问诊领域的应用前景

针对用户日常生活中的医疗健康问题，AI 大模型经过丰富的医学数据和知识的训练，具备通过多个轮次对话了解用户疑问和想法，并给出专业、翔实回答的能力，支持与用户连续多轮对话、病情初步预测、建议挂号科室、推荐医院和医生、提供健康科普和给出用药建议等多场景功能。例如，医疗 AI 搜索引擎 MediSearch 采用"大模型＋医疗文献"方案，回答医疗健康或生物科学问题，其生成的每条答案都会给出信息来源，不仅兼顾了医疗领域问答的科学性、准确性，同时还能用对话方式提供超越普通搜索引擎的用户体验。还有一些大模型产品在更多样化的医疗数据上进行训练，能够掌握医疗专业术语知识，结合用户的自我症状描述、健康记录、过往检查和诊疗数据等，灵活地对病症进行解释和建议，提供轻问诊服务。

AI 大模型提升问诊类产品的准确性和智能化程度，对话式"数字医生"发展提速。传统在线或远程问诊类产品积累了大量在线问诊数据和经验，包括真实医患互动对话、检验检测和病例信息等，引入大模型进行数据深度挖掘和分析，再结合真人医生反馈监督微调训练等方式，能有效提升模型的疾病特征判断与模式识别能力，提高问诊准确性。一些企业将 ChatGPT 等大模型技术整合到其问诊类产品中，允许用户用自己的话描述自身症状，包括非医学术语和口语表达，在与用户完成互动问答后，还会生成病情摘要和可能的疾病诊断建议，供医生后续诊疗参考，节省了医生的沟通成本，将医生从之前的重复性流程中解放出来，使其能更专注于解决患者的健康问题。目前，已出现多款基于大模型的对话式数字医生、智能全科医生、智能问诊类产品，但此类产品生成的内容需人工监督或审核，所有产品均不能完全代替人类医生的判断和建议。

腾讯旗下的腾讯健康部门，依托腾讯云计算和人工智能技术，包括医学智能问答、数字人就医助手、智能自由问诊、病历自动生成、AI合理用药、智能化随访管理、患者全流程管理等健康场景，可嵌入医疗环节全流程，在科室导诊、医生推荐、预问诊、医患对话、病历自动生成和智能院务客服等应用场景中，旨在帮助政府医疗保障部门实现医保费用的全面管理和控制，提升参保人医保保障福利，提高医疗服务质量，降低医保成本。其中，腾讯健康智能预问诊系统，以医疗AI、自然语言处理、医学知识图谱等技术为内核，在医生线上问诊前或线下正式问诊前，通过智能理解患者主诉、模拟医生问诊思路来主动采集患者病症信息，协助患者系统梳理病情，随后，整理与患者的问答，形成规范的电子病历，而后，该电子病历同步至医生端，帮助医生更全面地了解患者，提高问诊效率。此外，腾讯健康家医助手，定位基层健康数字化助手，是基于企业微信-微信生态，连接基层医护与居民的一站式轻管理平台，其目的是搭建起医护与居民间的强触达沟通渠道，将基层医疗健康服务延伸到居民家中，为广大居民提供线上线下一体化在线健康服务。腾讯健康家医助手提供在线签约、智能问答、医患沟通、健康宣教、居民管理等在线服务，并与公卫信息系统打通，助力患者享受一体化健康服务，构建医患互联的通路，为居民提供多种延伸服务打下坚实基础；同时，支持对接预约系统、互联网诊疗系统、三方会诊系统等，最终实现居民一站式健康管理服务。诊前阶段的应用除了医学智能问答，还升级了数字人就医助手，能提供 $7\times24\,\mathrm{h}$ 的智能客服及专业科普服务；诊中环节，基于大模型的能力学习百万级医患对话及3 000多例疾病推演解析，升级了模拟自由对话真实度更强的辅助问诊、更符合书写规范的病历自动生成以及能给出可解释性依据的辅助诊疗等应用；诊后阶段采用人工智能＋互联网医疗的新型模式，升级了智能化随访管理和患者全流程管理等应用。

(二) AI大模型在辅助诊疗领域的应用前景

1. 预测疾病风险、生成诊断和治疗建议　现如今，仍有许多患者不知道或无法准确描述自己的病情，或不知道自己的疾病应当挂哪个科室，进而影响了看病的进度。医渡科技大模型基于"医疗智能大脑"YiduCore建立，通过自主研发的数据生成技术，处理分析的超过40亿份医疗记录，积累了大量多维度可量化的知识图谱，用于大模型训练。此外，AI大模型可以处理和分析大量的病理学、临床记录和基因组学数据，从海量的医学文献和临床病历数据库中学习知识，并结合患者的个人信息和监测检验结果进行综合分析，提供解释结果、生成诊断和治疗建议、评估治疗选择、预测疾病风险和紧急预警等方面的帮助,为医生和研究人员提供决策支持。医疗大模型具有强大的推理能力,可以对患者未来的疾病风险作出合理预测,例如 MedGPT 可以预测患者可能的疾病,Med‐BERT 能够预测糖尿病患者未来出现心力衰竭的可能性,NYUTron 可以预测患者的再入院风险。最后,大模型也可以根据病历信息和临床数据,自动化生成医学解释、临床诊断建议和治疗方案,从而辅助医生进行临床决策,提升现有临床决策支持系统(CDSS)的智能化水平。

2. 改善机器人视觉和交互能力,赋能术中导航和病灶识别判断　医疗机器人是指用于医院、诊所的医疗或辅助医疗的机器人。目前,根据国际机器人联合会分类,医疗机器人可以分为手术机器人、康复机器人、辅助机器人、服务机器人四大类。虽然大模型在医疗机器人中的应用刚刚起步,但它将对改善医疗机器人的视觉、交互和自主性产生重大影响。通过在手术机器人中结合 AI 大模型,可以增强机器人的病灶分割能力和 3D 视野中的导航能力,融合视觉、触觉多模态信息,使得机器人在手术中对病灶有更精准的识别和判断能力。AI 大模型还能赋能康复和陪伴类机器人,加强机器人对人类意图、手势、语音和情绪的理解,提升康复群体和老年人护理服务质量。大模型的适应性和泛化能力已经用于提升通用机器人的自主性,未来可能会推动医疗机器人技术向更高自主性的方向发展。此外,大模型还可改善机器人的手术流程分析能力,更准确、客观地预测并发症或成功的可能性,从而帮助外科医生更好地规划手术。大模型还可生成和模拟外科手术,使外科医生提前练习和完善技能。日本的 Honda Robotics 公司开发的陪伴机器人可协助老年人及卧病在床或轮椅的人料理生活,英国的 Rex Bionics Limited 与美安医药公司开发的外骨骼康复机器人致力于协助下肢功能障碍患者。

固生堂中医大模型由固生堂中医连锁管理集团联合百度灵医智惠共同研发,提供中医智能诊疗、中医方剂推荐等智能化中医服务,改善患者的就医体验。固生堂引入百度灵医大模型能力,通过开发 AI 智能装备,将舌诊仪、面诊仪转化为二类医疗器械,在诊疗过程中进行数据采集,从而为中医 AI 智能化体系建设奠定数据基础。在患者端,固生堂中医大模型将通过 AI 大数据搭建生成式对话大模型,并以固生堂中医 App 为载体,为患者提供病情咨询、快速找医生、智能导科室、用药指导、智能客服等多种服务。在医生端,固生堂中医大模型集辅助问诊、辅助诊断、智能审方、文献搜索、中医病案信息化管理等功能于一体,为医生提供临床诊疗和学术研究数字化赋能。临床诊疗上,固生堂计划推出辅助诊疗设备,将传统中医诊疗服务中的"望闻问切"与人工智能、大数据等技术相结合,推动中医诊断标准化,提高看诊效率。

(三) AI 大模型在医疗记录和医疗行政管理领域的应用前景

1. 助力临床文档生成和医疗文本结构化,提升医学信息处理智能化水平　医疗记录是医疗保健中的一个重要过程,涉及患者的病史、治疗、实验室报告和笔记等重要信息。通常,整理医疗记录由医生等医务人员负责,但人工智能技术可以通过捕获患者的数据,经筛选提取信息,捕获细节并进行推测、分析,组织并填补患者记录中的空白。大模型能够分析医患实时对话,获取对话关键信息,自动生成入院记录、病历摘要和报告、手术记录、出院小结和病后随访计划等医疗场景,减轻医生的文书工作负担,优化患者就诊体验。目前,大模型已实现结合语音、图像、视频、文字等多种模态形式信息,自动转录、分析并生成就诊摘要、病情描述、鉴别诊断、治疗方案等高质量内容,供医护人员审核和编辑。此外,大模型能够助力医疗文本结构化,提高医疗数据的可读性和可理解性。例如,Truveta 大型语言模型(Truveta Language Model,TLM)将电子健康记录中含有拼写错误和不同的术语或缩略语的非结构化数据转换为标准化数据点,进一步用于药物、医疗设备和疾病研究。Augmedix Prep 采用非结构化输入来生成结构化输出,根据就诊类型和患者以前的医疗记录,在就诊前为医生准备好规范化、清晰明了的患者健康记录内容,减轻人工负担,方便医生查看患者信息,直接进入看诊环节。

2. 优化医疗设备和系统运维管理,提升医疗机构内部行政事务处理效率　国家卫健委发布的《关于 2024—2025 年持续开展"公立医疗机构经济管理年"活动的通知》中,提出要建立健全以业财融合为核心的运营管理信息集成平台,强化人工智能、大数据、云计算等现代信息技术应用。在医院管理的过程中,通过应用人工智能技术可以进行精细化管理,进行成本控制,提升服务效率,提升患者就医体验。嵌入 ChatGPT 等大模型的生命科学电子质量管理系统,能够优化药械企业的质量管理流程,自动化相关任务,提高合规性、文档和报告方面的效率,并实现更高质量的结果,增强机构合规性。大模型在医疗设备管理环节可以为运维人员提供准确的故障诊断、智能化运维方案和实时数据监测,强大的运算能力能够精准预测设备故障,提前进行维护和修复,减少意外停机时间,提高设备运行效率。利用大模型来构建患者院内管理系统和财务系统等,能够快速处理各种入院手续等流程,有效为更多的患者群体提供服务。大模型还可以帮助医生处理行政流程文档,减轻医生行政负担,提高行政流程效率。

(四) AI 大模型在个人健康管理领域的应用前景

个人健康管理领域的大模型分布广泛,模型种类繁多。此类模型多针对个人用户,旨在帮助个人在非医院场景中解决健康问题。目前,可穿戴设备、营养与运动、心理健康、中医保健、生活指导等相关模型和应用不断涌现,并渗透到预防、诊后、居家、室外、养老院等多场景中,实现预防、咨询、预约、康复的全周期智能化健康管理,是未来推动个人健康发展的重要力量。

1. 推动个人健康管理迈向主动化、个性化、智能化　基于大模型的应用产品通过分析个人病史、基因构成、生活方式和其他因素,可为患者生成个性化的健康管理计划,助力居家场景下的个人健康管理更加精准、高效、智能。大模型可以将专业的诊后管理和康复指导延伸到院外,为出院后的患者提供病情随访、用药指导、慢病管理、健康知识科普以及患者咨询等个性化、智能化服务。Google Health 使用大型语言模型来帮助患者进行健康管理,通过跟踪用户的病史、药物服用情况和症状,生成报告以帮助患者更好地了解自己的健康状况。个人基因数据分析应用 Livewello 接入 ChatGPT 大模型,能够让用户体验使用自然语言查询基因数据,询问有关自身健康状况、药物作用、疾病遗传风险等问题。

AI 大模型提供营养、运动辅导服务,多方面支持个人智能监控管理。大模型与可穿戴设备融合应用,可深入挖掘监控或监测数据的价值,提供个性化的运动指导方案,实现有效的自我健康管理。一些整合了 ChatGPT 的智能手表手环、减重 App,可以对运动数据、身体指数进行分析处理,从饮食、作息以及运动方式等多方面生成专业建议,逐步改善用户的健康状况,帮助用户养成健康习惯,提升用户参与度与满意度。一些营养健康 AI 大模型经多个营养健康权威机构的高质量素材训练,已通过国内外注册营养师、公共营养师、运动营养师等多个营养健康专业认证考试,可提供健康评估、营养计划制定、个性化营养建议、营养配餐、智能提醒、过程辅导和激励、目标和计划动态调整等一系列营养保健服务。

运动健康助手由广东移动通信有限公司研发,旨在为用户提供健身指导和健康支持,实现个性专属智能体验。该健身助手基于大型语言模型,能够提供个性化健身计划、健康数据分析和健康社交互动等功能,帮助用户实现健康生活方式的转变。研究团队依托健康知识图谱训练大型语言模型 AndesGPT,结合健康大数据感知与分析技术,进一步增强通用大型语言模型的数据分析能力,打造运动健康领域数据专属解决方案。该运动健康助手基于大模型卓越的语言运算处理能力与强大的信息生成能力,为用户的健康运动问题提供多样化且高度准确的回答,并通过调用智能健康终端(手机、手环、手表等)接口,结合用户个人健康数据和同步接受系统推送的天气信息、用户偏好场所,为用户提供定制化的运动方案,并及时进行反馈和调整,还可生成健康报告,以图表或图形的形式呈现用户的健康数据分析结果,如身体指标、运动成效等,最后利用大模型强大的推理能力与总结能力,检索知识条目,搭建知识网络,帮助用户理解健康报告出现的专业术语。

2. 提供更拟人化的情感疏导和支持,带来心理健康评估、疗愈新工具 大模型可以识别用户在对话中流露出的情绪和心理状态,诸如焦虑、抑郁或其他不良情绪,能够以共情方式倾听用户烦恼、担忧和困惑,用理解和温暖的话语回应,缓解用户情绪压力,同时还能提供工作压力、人际关系、个人成长等生活建议和指导,帮助用户更好地应对压力和挑战。大模型可以根据患者的言语行为,辅助进行心理健康评估,识别患者是否患有焦虑、抑郁、创伤后应激障碍等心理健康问题,并提供治疗支持和指导性建议。例如,心理大模型 MindChat 在多轮心理对话数据进行训练,涵盖工作、家庭、学习、生活、社交、安全等多个方面,帮助人们疏解心理压力与解决心理困惑,提高心理健康水平;中文儿童情感陪伴大模型 QiaoBan 面向中小学生及家长群体,具有陪伴、益智和教育功能。

3. 赋能传统医学,生成中医药处方或多维度中医养生方案 大模型在大规模中医知识图谱数据、中医古籍和文献数据、中医专家医案数据、中医临床诊疗数据和脉象、舌象、经络、穴位数据上进行训练,可根据用户症状、体征信息,给出辨证结果、中药处方或个性化中医健康状态辨识结果,以及食疗、茶饮、推拿、艾灸等多维度养生调理方案。目前,已有数字中医大模型产品面向中医领域名医经验挖掘整理需求,开发中医问答功能,根据症状生成中医处方,并提供处方主治症候医学解释等辅助诊疗功能,探索中医临床经验的智慧化复制新模式。还有一些中医药大模型具有一定的中医药方面的知识与回答医学咨询的能力,可以根据症状推荐方剂/中草药,赋能中医药传承。

4. 基于 AI 大模型的智慧康养满足老年人陪护、社交娱乐等多样化需求 老年人由于身体机能下降、社交活动减少等原因,对陪伴的需求更加强烈。传统养老陪伴、聊天机器人仅能实现特定语句的反馈,在情感交互、内容生产、机器自学习能力上还有所欠缺。大模型强大的语言理解和文本对话生成能力,使得养老机器人以自然语言进行多轮对话、拟人化的深度聊天,并整合个人喜好和历史聊天信息,更好地理解老年人内心需求,提供精神慰藉和陪伴。居家看护机器人通过加载多模态大模型,融合智能感知、大数据、云计算等技术,可用于解决独居老年人生活照料、看护难题。基于大模型的智能创作和社交娱乐产品能让老年人拥有更佳的视听体验,且易于理解和操作,如将原有图文健康报告一键转换为具有解说词、配音、画面的视频报告,或根据语音/文字输入自动生成创意内容,满足老年人的文娱需求。此外,大模型技术有望破解适老化改造中 App 智能客服体验感不佳、家庭机器人"并不智能"等难点问题。

(五) AI 大模型在医疗保险领域的应用前景

AI 大模型助力医疗保险数据处理自动化和信息咨询,落地场景向智能核保核赔延伸。大模型在医保政策法规、医保基础知识、商业健康险产品和保险条款、医保违法违规案例等数据上进行训练,可向保险从业人员、参保客户等提供保险信息问答、产品细节解读和决策参考服务,赋能保险产品智能营销。大模型还可助力保险公司索赔处理、文档处理和客户服务解决方案,增强其端到端的业务流程自动化能力。目前已有医疗保险大模型产品实现智能医疗审核和小额快赔,在票据识别过程中提高了药品和费用归集处理的准确率,同时还具有信息修正、辅助药品和费用归集处理等多个功能。随着数据积累和技术发展,大模型赋能的保险业务有望从前端销售、业务问答、文档处理等场景,向个性化产品定价、核保核赔、风控减损等场景拓展延伸。与此同时,AI 大模型在电子病历生成、病历语义理解、疾病辅助诊断、患者用药指导等方面均有较大进展,通过整合分析临床数据,为医保政策制定提供了有效的路径,为推动医保发展带来新的发展途径和机遇。

(六) AI 大模型在医学教育领域的应用前景

AI 大模型可以模拟不同类型的患者与医生进行对话,带来提高医学生知识、技能和能力的新机会。大模型可充当虚拟患者或虚拟测试对象,为医学生模拟临床环境,提出问题,解释响应并提供反馈,使医学生能够在安全和受控的环境中练习临床推理、决策和沟通技巧,帮助医学生为未来的医疗实践做更好的准备。大模型也可作为虚拟导师,通过提供即时反馈和个性化指导来帮助学生将医学理论知识应用于现实世界的情境。大模型还可以用于课程开发、个性化教学计划和材料、学生测试和评估、医学写作协助等方面,辅助临床医生培养工作。例如,HippocraticAI 产品利用大模型的能力模拟患者,完成和人类医生的对话,其模拟的患者不仅具有不同疾病、性格、情绪和疾病史,还能为医学生的临床诊断技能提供反馈评价。此外,基于 AI 的虚拟手术系统通过人机交互的方式,使得学生能够在虚拟的环境下进行手术仿真操作,提供多次试错机会,提高学生的手术操作技术。比如,ImmersiveTouch 公司的 ImmersiveView Surgical Plan 平台可以使外科医生能够使用多种工具,例如切割、绘制和测量工具,模拟真实手术。

三、公共卫生人工智能应用中存在的伦理挑战

(一)技术风险:精度不够,尚不能完全满足医疗场景安全性、可靠性需求

1. "幻觉"问题成核心关切,模型准确性、可靠性有待提升　大模型有时会产生听起来合理、措辞连贯但不准确甚至错误的内容,即大模型的"幻觉"问题。目前,大模型有三种"幻觉"问题,分别是和用户输入冲突的幻觉、和已生成的上下文冲突的幻觉、和事实知识冲突的幻觉(参考文献:腾讯 AI lab:a survey on hallucination in large language models)。大模型的"幻觉"不易察觉,因此,当大模型用于提供医疗建议或临床决策时,或将带来严重后果。在生命科学研究中,尽管 AI 大模型能针对选题生成综述和参考文献,在研究方案设计时提供新思路,但 AI 大模型可能伪造参考文献,由此生成的内容难以辨别真伪。

一方面,训练数据的准确性、完整性有待确认和验证,大模型训练需要输入大量的生物医学数据,甚至可能包含来自互联网的数据,存在数据过时、伪造、数据缺失等问题,数据质量良莠不齐,由于数据量过大,难以对大规模数据进行筛选,数据质量难以控制,且可能出现训练数据集和测试数据集重叠而导致模型准确性的过度预测现象;另一方面,大模型没有经过"理解"训练,仅限于学习单词间的概率性关联,而不是如人类一样理解了输入或输出的信息,大模型尚无法掌握医学知识和临床决策的全部复杂性,也无法完全复制临床医生的经验和细致的判断。

2. 缺乏可解释性和透明度,难以取得用户的信任　一方面,医疗健康大模型问答过程或决策逻辑的可解释性不足,使其较难获取用户、专业人员和监管部门的信任。大模型通常采用深度神经网络,拥有多个隐藏层,参数超过亿级别,使用多种策略实现并行加速,因而难以追踪单一数据在模型中的处理过程,也很难获得模型产生对应推理结果的有效解释,也不清楚训练数据集的哪部分被用于生成结果。另一方面,医疗大模型透明度和开源发展不足。在一般领域,许多用于预训练的大型数据集仍然闭源,大模型代码通常不会公开发布,甚至有些大模型本身只限于研究人员接触,业内很难独立验证和建立以前的结果。大模型在公共卫生领域应用

的数据标准、在使用环境中的验证质量评估体系仍存在较大空白,一些涉及价值观和规范标准的冲突仍不可避免(参考文献:世界卫生组织《医疗卫生中人工智能的伦理治理》指南及对中国的启示)。此外,人工智能在卫生领域的应用衍生出医生、患者、人工智能的新型关系,或将加剧医患关系问题,并且由于生物医学数据具有极强的隐私性,上述情况预计将在生物医学、临床和健康领域更加常见。透明度和可验证性的不足会进一步引发用户的疑虑和不信任心理。

3. 输出具有不可预测性,较难满足一致性、可控性合规需求 大模型理论(如上下文学习)处于黑箱阶段,人类暂时无法通过大模型机理实现对输出的完全控制。指令微调虽能引导大模型输出人类倾向的结果,但不恰当的指令微调可能会使大模型编造答案,甚至为了讨好人类而虚构内容,无法精准或完全控制其输出。大模型能够接受多种多样、灵活的输入,但大模型的推理有一定的不可预测性,输出并不是唯一确定的,输入措辞的微小变化有可能导致输出结果的巨大变化。输入的灵活多变和输出的不确定性使得在医疗保健环境中应用大模型时难以确保一致性。此外,大模型具有模糊的知识边界,这使其无法准确预估自己的边界能力,从而高估自己并编造答案。医疗领域对于系统的输出结果有严格的控制要求,如果模型不能满足可控和合规的需求,其应用价值就难以体现。

(二)落地挑战:数据、成本、权责问题制约大模型在医疗领域落地应用

1. 缺乏高质量医疗健康数据集,训练可能出现偏差和过度代表性 数据质量是影响大模型性能的重要因素之一,如果训练数据的准确性、完整性、一致性、可靠性不高,那么大模型预训练可能会出现错误或者偏差。尤其对于医疗健康大数据而言,其具有类别多样性、模态跨尺度、未标记数据的海量性和标记数据的稀缺性等特点,并且医疗机构的海量数据还具有结构化和标准化不足的问题,使得不同医疗机构的数据难以互相利用,极大地降低了数据可用性。大模型预训练需要考虑三方面因素,包括通过数据过滤选择高质量的数据、删除重复的数据以避免记忆和过拟合、确保数据的多样性以促进模型的泛化。在斯坦福大学统计的80多种临床语言基础模型和电子病历基础模型中,几乎所有的临床语言基础模型都是在MIMIC-Ⅲ(MIMIC-Ⅲ是研究人员少数可用的临床记录公共数据集之一)上进行训练,大多数电子病历基础模型在小型公共电子病历(EHR)数据集或单个私立医院的EHR数据库上进行训练,造成过度代表性。据隐私计算专家王爽教授介绍,在医疗领域,数据类型比较丰富,包括结构化数据、非结构化数据、基因数据、医学

影像数据等,并且医疗领域对安全性、精准度的要求更高,医疗数据安全一直是监管重点,这些都对人工智能在医疗健康领域的应用提出了更高的要求。

2. **大模型训练、推理成本高昂,在一定程度上制约了医疗应用落地** 大模型在资金、时间、算力、硬件设施和环境方面具有高昂的开发和运营成本。斯坦福HAI研究所发布的AI Index报告中指出,OpenAI的GPT-4和Google的Gemini Ultra在2023年的训练成本预计分别约为7 800万美元和1.91亿美元。即使GPU(图形处理器)的计算能力不断增强,这些硬件也可能无法跟上大模型在网络参数、网络深度和数据量方面的快速增长。例如,GPT-4的训练使用了约$2.15×10^{25}$的FLOPS算力,涉及2.5万个A100GPU,耗时90~100天,训练成本高达数千万美元。即使使用新一代H100GPU进行预训练,时间也要55天左右。日常运营和模型迭代中也会消耗大量算力,同时带来较大的电力、碳排放等环境成本,给医院私有化部署带来挑战。未来仍需进一步探索更高的硬件算力、更快的软件算法、更优的分布式计算策略、更强的软硬件协同以及更好的技术模式,以降低医疗健康大模型的研发和运营成本。实际医疗健康场景部署中,需进一步做好模型选择、成本和收益权衡。

3. **问责制仍待探讨完善** 随着健康医疗大数据规模不断扩大,数据的权属问题也日益明显,由此带来的数据权属不清将导致数据权责不明、数据难以共享等问题,进而影响医疗卫生领域的发展。尽管大模型具有较强的生成能力和支持人类医疗决策的潜力,但也存在限制个人自主权和产生新义务、新纠纷的风险。个别患者可能会过度依赖大模型等人工智能系统,失去对自身健康的自主理解或控制,因而也可能需要承担新的责任;AI大模型参与生成的医学论文中,AI能否署名作者以及生成内容的原创性、准确性由谁负责的问题仍需探讨;AI生成内容可能存在知识产权侵权风险,其来源和生成内容也存在产权权属不清、取证和损害认定困难等问题;允许大模型协助或参与哪些医学、医疗任务,在各任务中赋予AI大模型何种自主权(作为自主、半自主或完全从属工具)等问题也有待探讨和达成共识。由于医疗人工智能的研发涉及多学科,因此,当发生临床纠纷、伦理道德等问题时,应当根据哪门学科的规则进行问责,究竟是人类还是机器设备承担患者不良结局的责任,我国仍急需裁定这些问题的合理的风险责任制度和问责体系(参考文献:世界卫生组织《医疗卫生中人工智能的伦理治理》指南及对中国的启示)。此外,权责界定模糊会降低潜在用户的使用意愿,大模型的开发、实施和使用过程涉及生态链中多方角色,如基座模型提供者、应用程序开发者、销售商、医护服务提供者、患者等,一旦出现问题,难以确定与 AI 相关的医疗错误的确切原因,也很难认定多个参与者的责任。

(三) 数据安全和隐私:个人数据滥用、隐私泄露和网络攻击风险突出

大模型训练数据具有多种不同来源,存在隐私泄露风险。通用大模型的训练语料库通常包含不同来源的各种数据,其中可能包括私人信息,而且大模型可能会尝试根据用户输入来预测用户的性别、种族、收入或宗教信仰,最终侵犯个人隐私。用于医疗健康大模型训练的生物医学和临床文本数据包含患者特征信息,如健康状况、疾病诊疗情况、临床监测数据、生物基因信息等,不仅涉及患者隐私,还具有特殊的敏感性和重要价值,一旦泄露,可能给患者带来身心困扰和财产损失,甚至对国家安全和社会稳定造成负面影响。未经知情同意,用户数据也可能被挪作他用。在训练模型之后,人工智能系统仍然存在面临隐私攻击的风险,有时只需检查生成的模型就可以重建训练中使用的原始数据点,从模型层参数中还原出原始的输入信息。如果在训练之前对输入进行加密,则可以更好地保护患者数据免受此类攻击,但这种方法通常以模型可解释性为代价。

大模型面临多种网络数据安全风险,易遭受投毒攻击和对抗性攻击。在数据收集阶段,可能会面临数据被篡改、数据偏差、虚假数据、数据泄露等安全风险;在数据预处理阶段,攻击者篡改图像并滥用人与机器之间的(视觉)认知差异,以实现欺骗和逃避攻击;在模型训练阶段,AI 大模型最易受到投毒攻击,攻击者可以通过注入大量"错误"的数据来搅乱数据的分布,调整大模型向其所期望的道路偏移,甚至是利用后门在 AI 系统内深度隐藏,以待最佳的攻击时机;在推理阶段,AI 大模型常常面临对抗攻击,即攻击者对输入样本故意添加一些人为无法觉察的细微干扰,导致模型以高置信度给出一个错误的输出。对抗攻击与投毒攻击的不同之处在于,它不会改变模型本身。而在使用阶段,要避免由大模型引起的数据泄露、模型接口等安全风险。

(四) 伦理道德问题:大模型加剧医疗偏见和有害、虚假信息传播问题

大模型会强化医疗领域的偏见现象,加剧歧视和社会不公平性。由于性别、年龄、种族、收入、教育和地理差异,世界上大多数国家在医疗保健方面仍存在不平等、不公平现象。大模型会延续和放大导致医疗保健不公平的系统性差异和人类偏见。一是随着大型语言模型的规模和能力不断增长,偏见的可能性和严重性也

在不断增加。例如,Gopher(2 800亿参数的语言模型)比相对较小的模型表现出更高的偏见和毒性水平。二是预训练数据规模庞大,难以实现人工收集、标注和检查,训练数据集中可能存在样本不平衡(如某些人群的代表性不足、过分强调特定治疗或过时的医疗实践)、歧视、偏见、歪曲表述等内容,由此产生的模型可能会无意中学习和传播这些偏差,输出对某些群体的刻板印象或负面关联信息。三是算法设计中,模型开发者如何优化模型性能,模型设计和测试环节在多大程度上考虑了特定的敏感属性,以及如何定义和衡量期望的结果等,都可能会进一步加剧不公平性。

大模型有可能生成有害内容,且可能传播虚假、错误的信息。在生成有害内容方面,随着医学领域大型语言模型的兴起和发展,患者可能会无意中接触到会导致严重情感伤害的话题。虽然患者有其他方式获取信息(谷歌等搜索引擎),此类问题不是大型语言模型独有的,但大型语言模型通常提供类似聊天对话的交互界面,更容易获得患者的信任,产生更大的风险。这些模型拟人化程度高,但往往缺乏额外的个性化情感支持的能力。在虚假信息传播方面,大模型生成的文本与人类书写的文本越来越难以区分,虽然使用大模型帮助临床医生完成任务,可以帮助减轻文档负担,但这也可能导致其他人恶意使用大模型来生成虚假、错误、误导性的文档。

参考文献

[1] 汪鹏,王飞,王红迁,等.大数据驱动的临床决策支持系统设计与实践[J].中国数字医学,2020,15(7):7-10.
[2] 李太和,张建敏.人工智能决策辅助赋能未来精准医疗的研究[J].现代信息科技,2022,6(15):104-108.
[3] 田野,李厚望,吴慧芳.公共卫生应急监测预警平台建设及应用[J].智能建筑,2021(9):59-63.
[4] 祝晓宏,郭熙."互联网+多语"公共卫生监测系统:价值定位、实现路径及应用前景[J].东南大学学报(哲学社会科学版),2023,25(1):98-105,147-148.
[5] 杨鑫鑫,郭清,王晓迪,等.近十年我国可穿戴设备在健康管理领域的研究现状及发展趋势[J].中国全科医学,2023,26(12):1513-1519.
[6] 陆勤芳.老年人社区智慧健康管理服务创新模式探索研究[J].公关世界,2024(11):76-78.
[7] 卞雅雯,周超,任博.基于腾讯云智优保医疗数据智能结构化的保险AI应用[J].人工智能,2020(6):84-96.
[8] 戎春宇,洪冬旎,王宝悦,等.人工智能在公共卫生领域研发应用的伦理思考[J].上海预防医学,2024,36(5):504-510.

第九章

约束条件下大数据与人工智能在公共卫生领域的合作运营模式探讨

第一节 公共卫生数据运营关键约束分析

一、政策和法规环境

不同国家和地区对公共卫生数据运营的政策支持程度不同,这直接影响了数据开放、共享的法律基础和政策环境。欧盟通过《通用数据保护条例》(GDPR)为个人数据保护设立了高标准,并在特定情况下鼓励数据共享。美国则通过《健康保险可携与责任法案》(HIPAA)对健康信息的隐私和安全进行了规定。澳大利亚通过国家健康数据战略明确了数据共享的框架和激励措施,旨在提高数据的互操作性和使用效率。中国国家卫生健康委员会以及相关政府部门发布多项政策,旨在规范和推动健康医疗数据的整合、共享与应用。

中国政府推行的《"健康中国2030"规划纲要》中,强调了健康医疗大数据的重要性,并提出了发展健康医疗大数据产业的目标。此外,中国在推进公共数据授权运营方面,已有多个省市出台了相关政策法规,明确了授权运营的概念、推进思路和创新举措。这些政策不仅决定了数据如何被收集、存储和处理,还影响了跨国数据流动和国际研究合作的可能性。有效的政策支持能够促进数据的开放和共享,加速公共卫生研究和疾病预防控制的进程;政策的不足或缺失可能限制数据的可用性,阻碍创新和研究的发展。

二、技术能力和基础设施

技术发展水平和基础设施建设是公共卫生数据有效运营的基石。它们不仅决定了数据收集、存储和处理的能力,还影响数据分析和应用的效率与安全性。一方面,一些国家和地区可能因技术能力不足或基础设施不完善而面临挑战。另一方面,技术进步为公共卫生数据运营提供了新的可能性,同时也带来了一系列挑战,包括技术基础设施的兼容性、数据隐私和安全,以及医疗专业人员对技术的适应性。美国在医疗信息技术方面投入巨大,推动了电子健康记录(EHR)的普及。根据美国国家卫生信息技术协调办公室(ONC)的数据,大多数医疗保健提供者现在使用 EHR 系统。然而,EHR 系统之间的互操作性仍然是一个问题,限制了数据共享和协调护理能力的提升。欧盟国家通过各种倡议,如"Connecting Europe Facility"(CEF)数字服务基础设施,促进了跨境电子健康数据的交换。

尽管如此,不同国家之间的数据保护法规差异和 IT 系统兼容性问题,仍然是实现无缝数据交换的障碍。中国政府大力投资健康医疗大数据基础设施,建立了国家健康医疗大数据北方中心和南方中心,旨在整合和分析海量健康医疗数据,以支持疾病预防和治疗策略的制定。然而,数据隐私和安全问题仍然是公众关注的焦点。澳大利亚的"My Health Record"系统是一个全国性的电子健康记录平台,允许患者访问和管理自己的健康信息。尽管该系统提高了数据的可访问性,但 2018 年的争议也暴露了公众对数据隐私和安全性的担忧。印度的数字健康 ID 系统旨在为每个公民提供唯一的健康身份,以促进医疗记录的数字化和共享。然而,技术基础设施的不足和数字鸿沟仍然是实现这一目标的挑战。为了克服这些挑战,需要政策制定者、技术提供者和医疗保健专业人员之间的密切合作,以及持续的技术创新和政策支持。

三、数据治理和标准化

有效的数据治理机制和标准化流程是确保数据质量和数据安全的关键。它们不仅影响数据的准确性和可靠性,还决定了数据能否在不同系统和组织间有效共享和利用。不同地区在数据治理和标准化方面的能力差异,可能导致公共卫生数据运营的效果不同。美国通过《健康保险可携与责任法案》(HIPAA)制定了严格的健康信息隐私和安全标准,还通过《21 世纪治疗法案》(*21st Century Cures Act*)中的条款,鼓励使用通用数据标准和互操作性来提高电子健康记录的共享能力。欧盟的《通用数据保护条例》(GDPR)为所有成员国的数据保护和隐私设定了统一标准,要求严格的数据治理和同意机制,以保护个人数据不被滥用。中国近年来加强了数据治理和标准化工作,通过《中华人民共和国网络安全法》和《中华人民共和国数据安全法》来规范数据处理活动,确保数据安全,同时也在推动健康医疗大数据标准化,以促进数据的整合和应用。英国国家医疗服务体系(NHS)通过其数字战略,推动了健康数据的标准化和互操作性,NHS 的 FHIR(快速医疗互操作性资源)策略就是一个例子,它采用了国际认可的标准来促进健康数据的交换。

四、跨部门和跨领域合作

公共卫生数据往往涉及多个部门和领域,需要跨部门合作和协调。不同地区在跨领域数据整合和协调合作方面的能力,会影响数据的综合应用效果。有效的合作能够整合不同来源和类型的数据,提高数据的综合应用效果,从而促进更全面和精准的公共卫生决策和干预措施。

首先,跨领域合作能够促进不同部门间的数据整合。例如,健康数据可能需要与社会经济数据结合,以分析不同社会群体的健康状况和需求。不同政策领域(如健康、教育、环境)的协调可以产生协同效应,共同促进公共卫生目标的实现。其次,通过跨部门合作,可以共享资源和专业知识,避免重复工作,提高数据收集和分析的效率。面对复杂的公共卫生问题,如慢性病、环境污染等,跨领域合作能够从多角度分析问题,制定更有效的应对策略。此外,跨部门合作能够提高公众对数据运营透明度和公正性的信任,增强公众对公共卫生政策的支持。

美国疾病控制与预防中心(CDC)与多个联邦部门合作,如与环境保护局(EPA)合作,研究环境因素对公共卫生的影响。欧盟的健康监测系统涉及多个成员国的卫生部门,通过跨国家的数据共享和分析,协调公共卫生政策。中国在抗击新冠疫情中,卫生部门与交通、旅游等部门合作,共享数据,实施有效的疫情监控和旅行限制措施。英国 NHS 与地方政府和社区组织合作,整合健康和社会护理数据,提供更全面的患者护理服务。澳大利亚政府通过其数字健康战略,促进医疗、研究和制药部门之间的数据共享和合作。

五、社会和公众因素

社会文化背景和公众对公共卫生数据运营的认知和参与程度,会影响公共卫生数据的运营模式和接受度,同时也会影响数据运营的效果。

第一,公众对数据的理解和信任可以促进数据的收集、共享和分析,这对于改善公共卫生政策、疾病预防和治疗策略至关重要。公众对数据收集目的和方法的理解可以增加他们参与数据提供的意愿。例如,流行病学调查和健康监测项目需要公众的积极参与来收集关键的健康数据。第二，公众对数据共享的认识有助于打破信息孤岛，实现数据的互联互通。了解数据共享的好处和风险可以帮助公众做出知情的决定，从而提高数据共享的质量和效率。第三，公众对数据隐私和安全的认知有助于建立对数据运营的信任。透明的隐私政策和数据保护措施可以增强公众对数据运营的信心。第四，当公众对公共卫生数据运营有足够认知时，他们可以更好地利用健康信息做出明智的决策，如健康生活方式、疫苗接种的选择等。在公共卫生危机（如疫情暴发）时，公众对数据的认知和参与对于快速响应和有效管理至关重要。第五，公众参与和反馈可以为政策制定者提供宝贵的信息，帮助他们制定更符合公众需求和期望的健康政策。第六，公众对健康数据的理解和使用可以促进健康促进活动，提高社区整体的健康水平。

美国 CDC 通过其公共健康监测项目，积极向公众普及数据收集的重要性，并通过开展公共健康宣传活动，提高公众对健康数据的认识和使用。欧盟通过其健康战略，强调公众参与在健康数据收集和政策制定中的作用，如欧盟健康项目（EU Health Programme）鼓励成员国开展公共健康意识提升活动。中国政府通过国家卫生健康委员会推广健康教育，提高公众对健康数据的认识。此外，中国在新冠疫情期间，通过各种渠道普及防疫知识和数据报告的重要性。英国 NHS 通过其"信息共享"计划，向公众宣传数据共享的好处和个人数据权利，并提供了关于数据保护和隐私的教育资源。澳大利亚政府通过其数字健康战略，强化公众对"My Health Record"系统的认识，并通过开展公共宣传活动，提高公众对电子健康记录和数据共享的了解。日本通过其健康促进法，鼓励公众参与健康数据的收集和健康促进活动，还推动健康数据的标准化，以便于公众更好地理解和使用健康信息。印度政府通过其国家健康政策，强调公众意识在健康数据收集和疾病预防中的重要性，还开展了各种公共卫生教育项目，以提高公众对健康数据的认识。

这些实例表明，不同国家和地区都认识到公众意识和参与在公共卫生数据运营中的重要性，并采取了相应的措施来提升公众的认知和参与度。通过教育和宣传，可以增强公众对健康数据价值的理解，促进数据的有效收集和利用。

六、资金和资源投入

美国 CDC 通过联邦资金支持，能够进行广泛的公共卫生监测和研究，但其资金的波动可能会影响某些项目和研究的持续性。欧盟的健康计划依赖于成员国和欧盟的资金投入，这些资金支持跨国的公共卫生研究和数据共享。中国政府在公共卫生领域的大量投资,如建立全国性的电子健康记录系统,提高了数据的整合和应用能力。英国 NHS 的投资不仅包括资金,还包括人力资源,以支持其庞大的健康数据运营体系。印度政府在国家健康保护任务中投入资金,旨在通过数字化手段改善公共卫生服务,但资金限制仍然是一个挑战。

上述实例表明,公共卫生数据运营需要充足的资金和资源支持,在资金投入和资源配置上的不同,直接影响数据收集、存储、分析和应用的能力,可能导致数据运营的效果存在差异。资金和资源投入对公共卫生数据运营的重要性体现在以下几个方面:一是资金支持可以加强数据收集的基础设施,如购买更先进的数据采集设备和软件,提高数据收集的效率和准确性。二是投资数据存储技术可以确保大量公共卫生数据的安全存储,同时保障数据的隐私和安全。三是充足的资源可以吸引和培养数据分析人才,支持复杂的数据分析工作,从而为公共卫生决策提供有力的数据支持。四是持续的资金投入有助于更新技术系统,确保数据运营平台与最新的技术发展保持同步。五是资源的投入可以促进不同部门间的合作,通过共享资源和专业知识,提高数据的综合应用效果。六是在公共卫生紧急情况(如疫情暴发)下,充足的资金和资源可以快速响应,加强数据监控和分析,支持应急决策。

第二节 相关利益及边界分析

一、利益相关者

公共卫生数据运营是一个多维度、跨领域的复杂过程,它涉及众多利益相关者的参与和协作,包括政府部门、医疗机构、研究人员、患者群体以及技术开发者等。在这个过程中,每个利益相关者都扮演着不可或缺的角色,并带来各自的视角和需求。

(一)政府部门

政府部门作为公共卫生政策的制定者和执行者,其关注的是如何通过数据运营来支持政策的制定、评估和优化。政府需要依赖准确、全面的数据来监测公共卫生趋势,预测疾病暴发,以及制定有效的干预措施。此外,政府还需要确保数据运营过程中遵守法律法规,保护公民的隐私权益,同时保障公共卫生安全不受威胁。

(二) 医疗机构、医务人员

医疗机构和医务人员在数据运营中扮演着数据提供者和应用者的角色。他们需要依赖高质量的数据来提升诊疗服务质量、进行疾病管理和开展临床研究。医疗机构通过对患者数据的分析,可以更好地理解疾病模式,优化资源配置,提高医疗服务效率。同时,医疗机构也承担着保护患者隐私和数据安全的责任。

(三) 研究人员

研究人员,包括公共卫生学者、流行病学家和数据科学家,他们利用数据进行科学研究,探索健康问题的原因和解决方案。研究人员需要访问大量、多样化的数据集来进行深入分析,从而产生新的科学发现和公共卫生见解。他们对数据的可访问性、质量和完整性有着高度的要求。

(四) 患者

患者群体作为数据的主体,他们最关心的是个人健康信息的隐私保护和数据安全。患者希望自己的医疗信息被妥善保管,不会被未经授权的第三方获取或滥用。同时,患者也期望通过数据运营能够获得更个性化、更精准的医疗服务和健康管理建议。

(五) 技术开发者

技术开发者在公共卫生数据运营中提供了技术支持和解决方案。他们开发的数据管理系统、分析工具和安全技术是数据运营不可或缺的部分。技术开发者需要不断创新,以满足数据运营在数据处理能力、分析精度和安全保护方面的需求。

在公共卫生数据运营的过程中,各利益相关者之间的沟通和协作至关重要,需要建立有效的沟通机制,确保各方的需求和期望得到充分的理解和尊重。同时,还需要制定清晰的数据治理框架,明确各方的责任和权익,保障数据运营的透明度和公正性。此外,通过教育和培训提高所有利益相关者对数据运营的认识和能力,也是实现有效数据运营的关键。最终,公共卫生数据运营的目标是实现数据的最大价值,提升公共卫生服务的质量和效率,同时保护个人隐私和数据安全,促进科学研究和知识创新,为建设健康社会作出贡献。

二、数据权属

数据权属在公共卫生数据运营中扮演着至关重要的角色,它直接关系数据的合法性、使用范围和共享机制。数据权属的界定不仅影响数据的收集和使用效率,还涉及数据的安全性和个人隐私保护。然而,数据权属往往并非一清二楚,特别是在涉及个人健康信息的敏感数据时,权属问题更加复杂。为加强数据管理,促进数据开放共享,我国出台了相关法规、政策,但对数据确权的内容尚未作出明确规定,致使我国目前数据管理存在权属不清、基础制度不健全的问题,影响了数据价值作用的发挥。

首先,个人健康信息通常被视为个人隐私的一部分,患者天然拥有对自己信息的控制权。然而,在公共卫生领域,这些信息又具有重要的公共价值,需要被收集和分析以支持疾病预防、健康促进和政策制定。这就产生了个人隐私权与公共利益之间的冲突,需要通过法律和政策来平衡。在实际操作中,数据的收集往往需要通过患者同意来实现合法性,但这并不意味着患者放弃了对自己数据的所有权利。数据的使用者,包括医疗机构、研究人员和政府部门,需要在法律允许的范围内使用数据,并承担保护数据安全和隐私的责任。当数据权属不明确时,一旦出现数据泄露或其他安全事件,责任归属往往难以界定。这不仅会导致法律责任的追究变得复杂,还可能损害公众对公共卫生数据运营的信任。因此,明确数据权属,建立清晰的数据使用和保护规则,对于预防纠纷和提高数据运营效率至关重要。此外,数据权属的界定还涉及数据的经济利益分配问题。在数据驱动的经济中,数据本身可以成为一种有价值的资产。因此,数据的收集者、处理者和使用者之间需要就数据的经济利益进行合理的分配和协商。

为了解决数据权属问题,需要建立一套综合的法律、政策和技术框架。这包括制定明确的数据保护法律,确立数据使用的伦理标准,建立数据安全的技术保障措施,以及培养公众的数据权利意识。同时,还需要通过多方利益相关者的合作,建立数据共享和使用的共识,确保数据权属的界定既符合法律规定,又能够满足公共卫生的需求。我国在2022年12月发布了"数据二十条",从数据产权、流通交易、收益分配、安全治理等方面构建数据基础制度,旨在充分发挥中国海量数据规模和丰富应用场景优势,激活数据要素潜能,做强做优做大数字经济,增强经济发展新动能。

总之,数据权属的明确界定对于公共卫生数据运营的成功意义重大。它不仅能够保障个人隐私和数据安全,还能够促进数据的有效利用和共享,推动公共卫生事业的发展。通过法律、政策和技术的综合施策,可以建立起一个既保护个人权益又促进公共利益的数据运营环境。

三、数据共享

数据共享是提升公共卫生服务效率和质量的重要途径。数据共享在公共卫生领域的重要性日益凸显，它不仅能够促进医疗服务的个性化和精准化，还能加速医学研究的进展，提高疾病预防和控制的效率。然而，随着包括数据收集、分析处理、云端存储以及信息共享在内的大数据技术的广泛应用，数据泄露的潜在风险随之增加，数据共享也带来了患者隐私保护的挑战，这要求公共卫生数据运营必须在数据利用与隐私权保护之间找到恰当的平衡。

首先，建立严格的数据共享协议和标准是确保数据安全和隐私保护的关键。这些协议和标准应当明确数据共享的目的、范围、条件以及参与方的责任和义务。例如，数据共享应当遵循最小必要原则，只共享实现特定目的所必需的最少量数据；同时，应当对数据进行匿名化或去标识化处理，以减少隐私泄露的风险。

其次，技术手段的运用也是保护患者隐私的重要措施。通过加密技术、访问控制、数据脱敏等手段，可以有效地保护数据在存储和传输过程中的安全。此外，区块链等新兴技术的应用，也为确保数据共享的透明性、可追溯性和不可篡改性提供了可能。

再次，法律法规的建设和完善对于规范数据共享行为、保护患者隐私同样至关重要。法律应当明确规定数据共享的条件、程序和责任追究机制，为数据共享提供法律依据和保障。同时，政府部门和医疗机构也应当加强对数据共享活动的监管，确保数据共享活动合法、合规、有序进行。此外，公众教育和意识提升也是实现数据共享与隐私保护平衡的重要方面。通过普及数据保护的知识，提高公众对个人数据权利的认识，可以增强公众对数据共享活动的理解和支持，减少因误解和恐慌导致的隐私保护问题。

最后，建立有效的沟通机制和反馈渠道，让患者参与到数据共享的决策过程中来，也是实现数据共享与隐私保护平衡的有效途径。通过听取患者的意见和建议，可以更好地了解患者的需求和担忧，从而制定出更加合理、更加人性化的数据共享政策。

总之，数据共享是提升公共卫生服务效率和质量的重要途径，但同时也带来了患者隐私保护的挑战。通过建立严格的数据共享协议和标准、运用技术手段保护数据安全、完善法律法规、加强公众教育和意识提升以及建立有效的沟通机制，可以在数据共享与患者隐私权保护之间找到一个合理的平衡点，实现公共卫生数据运营的可持续发展。

四、数据责任

在公共卫生数据运营中,数据责任的界定是确保数据有效管理和使用的基石。数据责任不仅关乎数据的收集和存储,还涉及数据的处理、分析、共享和最终的决策支持。每个环节都需要明确的责任主体,以确保数据的准确性、完整性和合规性。

(一)数据收集

在数据收集阶段,责任主体需要确保数据的合法性和伦理性。这意味着必须遵守相关的隐私保护法律和指导原则,如知情同意和数据最小化原则。此外,收集的数据应当是高质量的,避免因数据不准确或不完整而导致错误的分析结果。

(二)数据存储和处理

在数据存储和处理阶段,责任主体需要确保数据的安全性和可访问性。这包括采取适当的技术和管理措施来防止数据泄露、篡改或丢失。同时,数据的处理应当遵循既定的流程和标准,以保证数据处理的一致性和可重复性。

(三)数据分析

在数据分析阶段,责任主体需要具备相应的专业知识和技能,以确保分析结果的科学性和可靠性。分析结果应当能够为公共卫生决策提供有力的支持,同时也需要考虑到数据的可解释性和可视化,以便于非专业人士理解和使用。

(四)数据共享和发布

在数据共享和发布阶段,责任主体需要考虑数据的可访问性和可解释性。数据共享可以促进知识的传播和创新,但同时也需要考虑到数据的隐私保护和安全风险。因此,数据共享应当在确保数据安全的前提下进行,并且需要提供足够的元数据和文档来支持数据的理解和使用。

(五)数据质量保证和数据安全保护

数据责任还包括数据质量保证和数据安全保护。数据质量保证要求责任主体持续监控和评估数据的准确性和完整性,及时纠正数据错误和遗漏。数据安全保护则要求责任主体采取有效的技术和管理措施,防止数据的未授权访问和滥用。

总之,数据责任的明确有助于提高公共卫生数据运营的透明度和可信度。通过明确的责任界定,可以建立起一个更加可靠、高效和安全的公共卫生数据运营体系,为公共卫生决策和实践提供坚实的数据支持。

五、安全联防

目前,数据安全问题已经成为全球性挑战。公共卫生数据的安全联防是指通过跨部门和跨领域的合作,不同部门和机构之间共享信息、资源和最佳实践,建立起协同应对数据安全威胁的机制,共同构建数据安全防护体系。通过安全联防,可以更有效地预防和应对数据安全威胁。公共卫生数据的安全联防是一个全面而复杂的体系,它要求从多个层面确保数据的安全性和完整性,不仅包括技术层面的安全措施,还包括法律法规、政策指导和公众教育等多个方面。

(一)数据保护技术

在技术层面,安全联防涉及数据加密、访问控制、网络安全、入侵检测系统以及数据备份和恢复机制等。这些技术措施能够保护数据在存储、传输和处理过程中不被未授权访问、篡改或丢失。

(二)法律法规的制定和执行

法律法规的制定和执行对于公共卫生数据的安全至关重要。通过明确的法律框架,可以确立数据保护的标准和违规的法律后果,为数据安全提供法律支撑。

(三)政策指导和标准制定

安全联防还涉及政策指导和标准制定,这些政策和标准应当能够适应快速变化的技术环境和不断演变的威胁态势。政策指导为数据安全提供了方向和策略,包括数据分类、数据生命周期管理以及数据安全事件的应急响应计划。政策制定者需要与技术专家、法律顾问以及公共卫生专家紧密合作,确保政策既具有前瞻性,又能够解决当前的数据安全问题。

(四)公众教育

公众教育也是安全联防不可或缺的一部分。提高公众对数据安全重要性的认识,教育他们如何保护自己的个人信息,以及在发现可疑活动时如何采取行动,这些都是构建安全联防体系的重要组成部分。通过公共宣传活动、教育课程和媒体渠道,可以有效地提升公众的数据安全意识。

(五)安全联防体系的评估和更新

安全联防体系还需要不断地评估和更新。随着新技术的出现和新威胁的产生,安全措施和策略需要不断地进行调整和优化。通过定期的安全审计和风险评估,可以确保安全联防体系始终保持有效,并能够应对新的挑战。

公共卫生数据的安全联防是一个多维度、多层次的体系,它要求技术、法律、政策、教育和国际合作等多方面的共同努力,以确保数据的安全性和公共卫生系统的可靠性。通过这种全面的方法,可以更有效地预防和应对数据安全威胁,保护公共卫生数据不受损害。

第三节 数据驱动视角下的合作运营模式探讨

一、运营生态构建

基于数据驱动的视角审视大数据、人工智能以及公共卫生的协同运营模式,立足于当前大数据及人工智能领域的蓬勃发展态势及其对公共卫生领域所产生的深远影响,同时结合当前公共卫生领域所面临的诸多挑战,急需计划设计并构建出一套具体可行的合作运营模式,并在此基础上开展实际的应用实践,从而达到提升公共卫生服务效益的最终目标(图9-1)。

(一)总体思路

公共卫生数据运营的总体思路是通过整合和标准化不同来源的公共卫生数据资源,强化数据质量管理,同时确保隐私保护和信息安全,构建高效、可靠的技术平台以支撑大数据分析和人工智能应用。它强调跨部门的协作和智能化的数据分析,以创新服务模式,应对公共卫生领域的新挑战,优化资源配置,提高服务质量和效率。同时为政策制定提供科学依据,并结合公众参与和教育,提高健康意识和服务质量。此外,运营模式注重持续监测、法规遵循、伦理考量以及国际合作,以适应

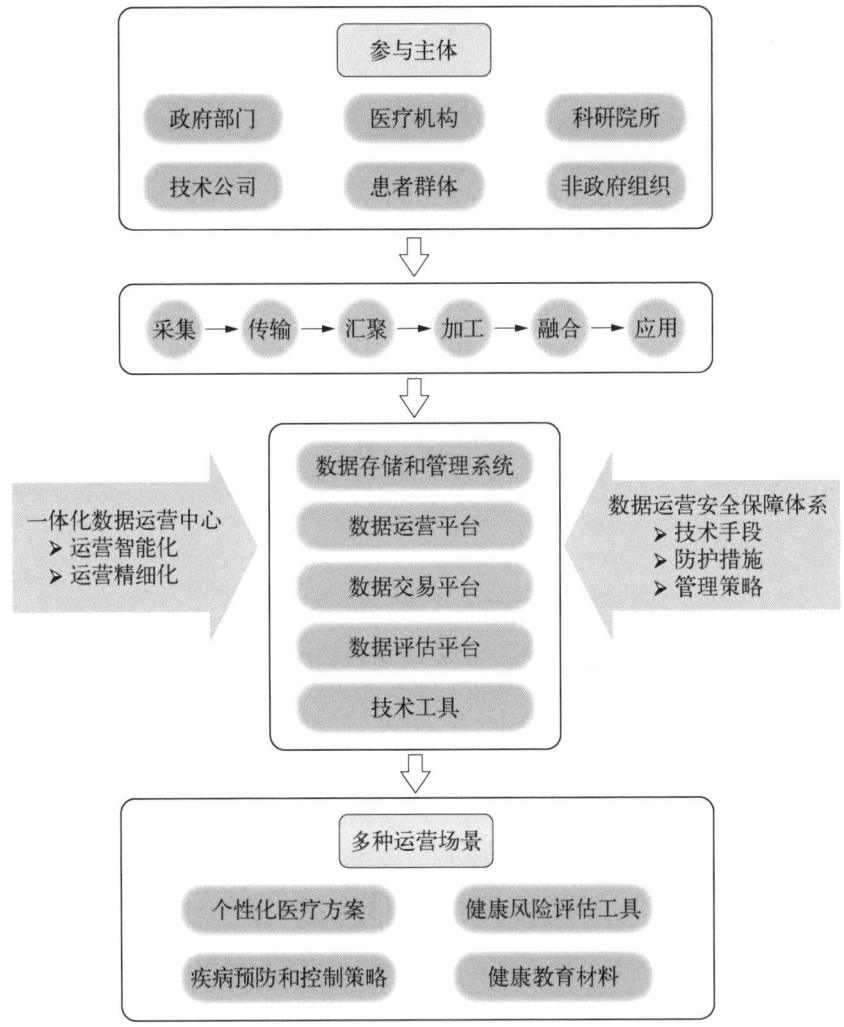

图 9-1 大数据、人工智能与公共卫生合作运营生态

不断变化的公共卫生需求和挑战,提升公共卫生系统的整体性能和响应能力。

公共卫生数据运营聚焦将数据"资源化、资产化、价值化",从制度、技术、市场、安全等多个维度发力,构建"1+1+N+X"公共卫生数据运营模式,即建立 1 套运营工作体系,通过技术手段、防护措施、管理策略三个方面构建数据运营安全保障体系;建设 1 个一体化公共卫生数据运营中心;打造 N 个公共卫生数据运营平台;拓展应用 X 个公共卫生数据运营场景,最终形成数据产品和服务。该生态系统统筹健全数据管理权、运营权、开发权及监管权等多维权限的权责设定、授权及监督体系,明晰数据提供方、汇聚方、运营方、开发方、使用方、监管方等各方权责,支撑公共卫生数据运营的全链条、全流程、全场景、全周期的数据要素市场运营体系,促进公共卫生数据合规、高效流通使用,最终实现公共卫生数据的社会效益和经济价值,并实现长效发展。

(二) 核心要素

大数据、人工智能与公共卫生合作运营的核心要素包括参与主体、运营对象、运营平台和工具,以及数据产品和服务等。

1. 参与主体　从利益相关者角度来看,数据运营参与主体包括数据提供方、数据汇聚方、数据管理方、数据使用方、数据运营方、数据监管方、数据开发方、数据交易流通方、数据消费方等。在大数据、人工智能与公共卫生的合作运营模式中,这些参与主体主要包括政府部门、医疗机构、科研院所、技术公司、非政府组织以及患者群体。政府部门负责政策制定、数据监管和资源配置,确保数据安全和隐私保护;医疗机构提供临床数据、患者病历和医疗资源,是数据的主要生产者和应用场景;科研院所通过研究推动技术创新和知识发现,为公共卫生提供科学依据;技术公司则提供数据处理、存储、分析和人工智能算法开发等技术支持;非政府组织在促进公众健康意识、提供专业服务和监督政策执行方面发挥作用;患者群体作为服务的最终受益者,他们的反馈对服务质量的提升至关重要。

2. 运营对象　运营对象指的是合作运营模式中所处理的数据和信息,一般情况下指那些符合条件的定向开放或者有条件开放的高价值数据,通过有效的运营模式可以充分释放其价值红利。在公共卫生领域,这些数据包括但不限于电子健康记录、疾病监测数据、医疗影像、基因组数据、生活方式和环境因素等。这些数据的收集、整合和分析对于疾病预防、诊断、治疗和健康管理至关重要。此外,运营对象还包括公共卫生事件的监测和预警系统,以及健康教育和促进项目。通过对这些数据的深入分析,可以揭示疾病的流行趋势、风险因素和干预效果,为公共卫生决策提供科学依据。

3. 运营平台和工具　公共卫生数据运营平台和工具是实现高效、安全数据管理与应用的基础设施,构成了公共卫生数据生态系统的核心,支持着数据的收集、存储、处理、分析和共享。其主要包括数据存储和管理系统、数据运营平台、数据交易平台、数据评估平台以及技术工具等,为公共卫生数据运营提供良好的运营环境和关键技术支撑。

(1) 数据存储和管理系统：是这一架构的基础设施，数据存储和管理系统必须设计得既安全又可扩展，以应对日益增长的数据量。这些系统需要采用最新的加密技术来保护数据不被未授权访问，同时还要具备高效的数据索引和检索机制，以支持快速的数据访问和查询。

(2) 数据运营平台：是数据管理的中心节点，提供了数据整合、清洗、维护和更新等一系列功能。数据运营平台通常具备用户友好的界面和强大的后端处理能力，能够处理大规模数据集，同时确保数据的一致性和准确性。

(3) 数据交易平台：为数据的共享和交换提供了市场机制。在数据交易平台上，不同的组织和个人可以根据自己的需求购买或出售数据服务。交易平台需要有明确的规则和协议来确保交易的公平性、合法性和安全性。

(4) 数据评估平台：专注于数据资产的价值评估和风险管理。数据评估平台通过一系列量化指标来衡量数据的质量、相关性和可靠性，帮助用户理解数据的价值和潜在风险，从而做出更明智的数据使用和投资决策。

(5) 技术工具：除了上述平台，技术工具也在公共卫生数据运营中发挥着至关重要的作用。它们包括数据挖掘和分析软件、人工智能和机器学习算法、数据可视化工具等，可以帮助用户从复杂的数据中提取有价值的信息，发现模式和趋势，以及进行预测和决策。数据挖掘和分析软件是实现知识发现的工具，能够处理大规模数据集，应用统计学、模式识别等方法提取有用信息。这些软件需要不断更新，以包含最新的数据处理技术和算法，从而提高分析的准确性和效率。人工智能和机器学习算法可以对数据进行深入分析，发现潜在的模式和关联。数据可视化工具则帮助用户更直观地理解数据分析结果。

公共卫生数据运营平台和工具的设计与实施需要跨学科的专业知识，包括信息技术、数据科学、公共卫生、法律和伦理学等。为了保障数据的安全和隐私，这些平台和工具还需要集成高级的安全功能，如数据加密、访问控制、身份验证和审计跟踪。此外，随着技术的发展，平台和工具还需要不断更新和升级，以适应新的数据类型、分析方法和安全挑战。通过这些平台和工具的有效运用，可以极大地提高公共卫生数据的利用效率，推动公共卫生事业的发展和创新。

4. 数据产品和服务　数据产品和服务是合作运营模式的输出，它们直接影响公共卫生服务的质量和效率，包括能发挥数据价值的数据模型、数据分析报告、数据可视化、数据引擎、数据服务等。具体到公共卫生领域，这些产品和服务主要包括个性化医疗方案、疾病预防和控制策略、健康风险评估工具、健康教育材料、政策建议报告等。个性化医疗方案基于患者的遗传信息、生活方式和环境因素，提供定制化的治疗方案；疾病预防和控制策略依据数据分析结果，制定有效的干预措施；健康风险评估工具帮助个人和群体了解健康风险，采取预防措施；健康教育材料用于提高公众的健康意识和自我管理能力；政策建议报告为政府和相关机构提供决策支持。这些产品和服务的持续改进和创新，对于提升公共卫生系统的整体性能至关重要。

二、发展路径实践规划思路探讨

大数据、人工智能与公共卫生合作运营的长效发展依赖于不同的应用场景，基于场景提供智能化服务已成为公共卫生发展的新业态。本小节探讨典型的应用场景，以期为大数据、人工智能赋能公共卫生应用落地提供可行的实践路径。

（一）疾病监测和预防

数据赋能能够提升疾病的预测预警能力，大数据和人工智能在疾病监测和预防方面的应用包括实时监控疾病暴发、预测流行病趋势和识别高风险区域。

1. 实时监控　AI模型能够分析来自医院、实验室和公共卫生监测系统的数据，识别疾病的传播模式和风险因素。这些模型利用机器学习和深度学习算法，从复杂的数据集中学习和发现模式，为流行病学研究和疾病控制提供科学依据。例如，AI模型可以分析空气质量监测站数据、气象数据、医院呼吸系统疾病就诊数据，实时计算空气污染对人群健康的影响，并发布健康警示。此外，通过区块链技术和自然语言处理（NLP），可以实时分析食品生产、加工、流通环节的日志数据，快速识别污染事件，并追踪问题食品流向。

2. 流行病预测　通过数据挖掘和文本分析，网络舆情信息可以被有效提取，为预测和判断相关疾病的发生概率及发展趋势提供参考。这为卫生决策者提供了及时、丰富的信息源，帮助他们更好地理解公众健康需求和关注点。例如，通过分析医院的就诊记录和处方数据，AI可以预测流感等传染病的流行趋势，帮助卫生部门及时做出反应。此外，针对糖尿病、心血管疾病等慢性疾病，AI模型通过分析患者的电子病历，结合气象环境、饮食结构等公共卫生监测数据，建立个体疾病风险预测模型，预测特定人群的发病概率，并识别出高盐饮食、缺乏运动等可干预风险因素，帮助医疗机构开展精准健康管理，采取预防措施，推动公共卫生防控从被动应对转向主动预防。

3. 高风险区域识别　大数据分析通过地理信息系统(GIS)和空间分析技术，能够识别疾病传播的地理热点和潜在的高风险区域。结合人口统计数据、环境因素和历史疫情信息，AI模型可以预测疾病在特定区域的暴发可能性。这种空间分析能力对于资源分配、疫苗接种策略和公共卫生干预至关重要。例如，在疟疾或登革热等由昆虫传播的疾病中，通过分析气候数据、降雨模式和温度变化，AI可以预测疾病传播的高风险地区；通过监测人群迁移模式和城市化进程，可以识别出新的风险区域，从而提前部署预防措施。

大数据和人工智能在疾病监测和预防方面的应用，不仅能够提高公众对疾病传播的认识，也能为公共卫生决策提供强有力的支持。

(二) 个性化医疗和精准医疗

在个性化医疗领域，大数据分析患者的遗传信息、生活习惯和医疗记录，以制定个性化的治疗方案。人工智能技术，如机器学习，能够处理复杂的基因组数据，为精准医疗提供支持，特别是在癌症治疗和其他慢性疾病的管理中。这有助于提高治疗效果，减少不必要的药物副作用。

1. 基因组学分析　在个性化医疗中，基因组学分析是一个关键的应用场景。AI平台能够分析个人的全基因组数据，识别与特定疾病相关的遗传变异和易感性标记。这不仅有助于诊断遗传性疾病，还能预测个体对某些疾病的易感性。例如，通过分析BRCA1和BRCA2基因的突变，可以为乳腺癌和卵巢癌的高风险个体提供预防性指导和早期干预。此外，基因组学分析还能为精准医疗提供支持，使得治疗方案能够根据患者的遗传特征进行个性化调整。

2. 药物反应预测　AI在药物反应预测方面展现出巨大潜力。通过分析患者的基因组信息，特别是那些影响药物代谢和作用的基因变异，AI能够预测患者对特定药物的敏感性、有效性和可能的副作用。这种个性化的药物反应预测对于避免药物不良反应和提高治疗效果至关重要。例如，某些基因变异会影响肝脏中药物代谢酶的活性，AI可以通过分析这些变异来预测患者对特定药物的代谢速率，从而帮助医生调整药物剂量，实现精准用药。

3. 肿瘤学应用　在肿瘤学领域，AI的应用正在改变癌症治疗的策略。通过分析肿瘤组织的基因组数据，AI能够识别肿瘤的分子特征和亚型，为患者提供更精确的诊断。此外，AI还可以预测肿瘤对特定化疗或靶向治疗的敏感性，帮助患者制定个性化的治疗方案。例如，某些肿瘤细胞可能携带特定的基因突变，这些突变会使肿瘤对某些靶向药物特别敏感。AI可以通过分析这些突变来推荐最合适的靶向治疗药物,提高治疗效果,减少不必要的副作用。

这些应用场景体现了大数据和人工智能在个性化医疗和精准医疗中的重要性,它们正在为患者提供更加精确和个性化的治疗方案,改善治疗效果,提高生活质量。随着技术的进步和应用的深入,未来的医疗将更加注重患者的个体差异,实现真正的个性化治疗。

(三) 资源优化和分配

大数据技术在公共卫生资源优化和分配方面发挥重要作用。通过分析人口统计数据、疾病发病率和卫生服务利用率,可以更有效地规划医疗设施的布局、医疗人员的配置和医疗设备的分配。AI算法可以预测不同地区对医疗资源的需求,帮助决策者合理分配资源,提高服务效率。

1. 医疗人员配置　医疗人员配置是公共卫生资源优化中的关键环节。大数据分析能够揭示医护人员的工作模式、患者就诊频率以及医疗服务的质量与效率。通过这些数据,可以预测不同时间段、不同地区对医疗人员的需求,从而实现医护人员的动态调整和优化配置。例如,在季节性流感高发期或突发公共卫生事件中,基于历史数据和实时流行病学分析,AI可以预测特定区域的医疗人员缺口,指导决策者及时调配医护人员,确保医疗服务的连续性和有效性。

2. 医疗设备和物资管理　医疗设备和物资的有效管理对于保障医疗服务质量至关重要。大数据分析可以监控医疗设备的使用情况、维护周期和故障率,预测设备更换和维护的需求。此外,通过分析不同医疗机构的物资消耗模式和库存水平,AI能够优化医疗物资的采购、存储和分配策略,减少库存积压和物资短缺的风险。这不仅提高了资源使用效率,还确保了关键医疗设备和物资在紧急情况下的可用性。

3. 疫苗接种策略　疫苗接种策略的制定和执行对于控制和预防传染病至关重要。大数据分析能够提供关于疾病流行趋势、人群免疫状况和疫苗供应情况的深入洞察。AI算法可以预测不同地区、不同人群对疫苗的需求,帮助决策者制定合理的疫苗分配计划。通过分析疫苗接种数据和疾病发生率,AI可以评估疫苗接种策略的效果,及时调整接种计划,提高疫苗接种率和覆盖率,从而有效控制传染病的传播。

大数据和人工智能技术在公共卫生资源优化和分配中发挥着重要作用,提高了资源使用的效率和效果,为应对公共卫生挑战提供了有力的支持。随着技术的不断发展和应用的深入,公共卫生资源管理将更加智能化和精准化。

(四) 健康政策制定和评估

在健康政策制定和评估方面,大数据分析提供了有力的支持。通过分析广泛的健康相关数据,包括疾病负担、医疗服务使用情况和政策实施效果,AI 可以帮助政策制定者评估现有政策的影响,并设计更有效的新政策。这有助于提高公共卫生干预措施的针对性和效果。

1. **疾病负担分析** 大数据分析在评估疾病负担方面发挥着重要作用。通过整合医院记录、流行病学研究和死亡率统计等数据,AI 能够揭示不同疾病对人群健康的影响程度。这种分析有助于识别主要的健康问题和疾病发展趋势,为政策制定者确定公共卫生优先事项提供依据。例如,通过分析癌症、心血管疾病和糖尿病等非传染性疾病的数据,AI 可以帮助决策者理解这些疾病的经济和社会成本,从而制定有效的预防和控制策略。

2. **医疗服务使用情况** 大数据技术能够详细分析医疗服务的使用情况,包括就诊频率、服务类型和患者满意度等。AI 算法可以处理这些数据,识别医疗服务的利用模式和潜在的不平等,如地区差异、城乡差距和不同收入群体的服务获取情况。这些信息对于优化医疗资源分配、提高服务效率和促进医疗服务公平性至关重要。例如,通过分析不同地区的就诊数据,AI 可以帮助决策者发现服务不足的地区,并制定相应的改善措施。

3. **政策效果评估** 在政策实施后,大数据分析能够评估政策的效果和影响。AI 可以分析政策实施前后的健康指标变化,如疾病发病率、死亡率和医疗服务利用率等,从而量化政策的成效。此外,AI 还可以分析政策对不同人群的影响,识别政策的潜在偏差和不足。这种评估对于政策的持续改进和调整至关重要。例如,通过比较无烟立法实施前后的吸烟率和相关疾病发病率,AI 可以评估该政策的健康影响,为未来的健康促进政策提供依据。

大数据和人工智能为健康政策的制定和评估提供了有力的支持,使得政策更加基于证据、目标导向和效果驱动,未来的健康政策将更加精准和高效,更好地服务于公共健康需求。

(五) 患者数据管理和电子健康记录

大数据技术应用于患者数据管理和电子健康记录(EHR),有助于整合和标准化患者信息。

1. 临床决策支持　AI可以分析EHR中的数据,提供临床决策支持,如诊断建议、治疗方案和患者监护。临床决策支持系统(CDSS)利用大数据和AI技术,通过分析EHR中的丰富数据,为医生提供实时的诊断和治疗建议。这些系统能够根据患者的症状、体征、实验室检查结果以及既往病史,快速识别可能的疾病,并提供相应的临床指南和最佳实践。此外,CDSS还能够监测药物相互作用和过敏反应,减少医疗错误,提高患者安全。例如,当医生输入新的处方时,CDSS会检查患者的药物清单,提示潜在的药物相互作用或过量风险。

2. 慢性病管理　在慢性病管理领域,长期记录和监测患者的医疗数据,可以根据数据波动对患者发出健康预警和相关提示,降低疾病反复的可能性。通过持续监测患者的生理指标和健康数据,为患者提供个性化的管理计划。AI算法可以分析患者的血糖、血压、心率等数据,识别疾病控制不佳的患者,并及时调整治疗方案。此外,通过监测患者的生活习惯和环境因素,AI可以提供定制化的生活方式建议,帮助患者改善自我管理,减少慢性病的并发症风险。例如,对于糖尿病患者,AI可以根据患者的饮食、运动和血糖监测数据,推荐个性化的饮食和运动计划。

3. 患者监护和远程监测　利用大数据和AI技术,患者监护和远程监测系统可以实现对患者健康状况的实时跟踪和管理。通过集成可穿戴设备和移动应用收集的健康数据,AI可以分析患者的生命体征、活动水平和症状变化,及时发现异常并预警。这种远程监测不仅适用于慢性病患者,也适用于高风险人群和康复期患者。例如,对于心脏病患者,远程监测系统可以实时分析心电图数据,监测心律异常,及时通知医生和患者,避免潜在的心脏事件。

大数据和人工智能在患者数据管理和电子健康记录方面的应用,不仅提高了医疗服务的质量和效率,还为患者提供了更加个性化和精准的医疗体验,能够更好地满足患者的健康需求。

第四节　多方合作运营未来趋势探讨

一、新兴技术的影响与应用

大数据和人工智能在公共卫生领域的发展前景广阔。随着大数据和人工智能技术的不断进步,未来公共卫生领域的数据运营将更加依赖于先进的数据分析工具和模型。这些创新工具将能够处理规模更大、类型更复杂的数据集,提供更深入的洞察。

深度学习技术,作为人工智能的一个重要分支,已经在医学影像分析中显示出巨大潜力。它可以帮助放射科医生在X线、CT、MRI等图像中识别出微小的异常,甚至在某些情况下,其识别准确率可以超过人类专家。这不仅提高了诊断的准确性,还加快了诊断过程,使患者能够更快地得到治疗。

自然语言处理技术的应用,使得从临床笔记、医生的诊断报告以及患者的反馈等非结构化文本数据中提取有用信息成为可能。这些信息可以用于疾病趋势分析、治疗效果评估和患者满意度调查等,为医疗服务的改进提供直接的反馈。预测分析能力的提升,特别是在流行病学领域,可以帮助公共卫生专家预测疾病暴发的模式和健康风险因素。通过对历史数据和实时数据的分析,可以提前识别出潜在的疫情,及时采取措施,减少疾病传播。

个性化医疗和精准公共卫生策略的开发,将疾病预防和治疗推向了一个新高度。通过分析患者的遗传信息、生活方式和环境暴露,可以为患者提供个性化的预防和治疗方案,提高治疗效果,减少不必要的副作用。

此外,随着技术的进步,未来的公共卫生数据运营还将包括更多的实时监测和响应能力。例如,通过使用智能手表和健康应用程序收集的数据,可以实时监测人群的健康状况,及时发现健康问题并提供干预。

总之,大数据和人工智能技术在公共卫生领域的应用前景广阔,它们将使公共卫生决策更加科学、疾病管理更加精准、医疗服务更加个性化,从而提高整个公共卫生系统的质量和效率。

二、多方合作的深化与扩展

未来公共卫生领域的大数据和人工智能运营,将更加凸显多方合作的重要性。这种合作模式能够汇聚来自不同领域的专业知识和技术力量,形成强大的协同效应,共同应对公共卫生挑战。

政府在这一合作体系中扮演着关键角色,不仅提供必要的政策支持和数据监管框架,确保数据的安全和隐私保护,而且通过资金和法规激励创新技术的研发和应用。政府的参与还有助于促进不同部门和机构之间的数据共享,打破信息孤岛,实现资源的优化配置。

医疗机构作为一线的健康服务提供者,贡献了宝贵的临床数据和实践经验。这些数据是大数据分析的基础,能够帮助科研人员和技术开发者更好地理解疾病特征,优化诊断和治疗方案。医疗机构的深度参与,确保了技术应用与临床需求紧密结合,提高了医疗服务的针对性和有效性。

科研院所提供的研究基础和方法论,为数据分析提供了科学依据。科研人员通过基础研究,探索疾病的发生机制和预防策略,为公共卫生决策提供重要参考。同时,科研院所的跨学科研究,促进了不同领域知识的融合,推动了创新技术的发展。

技术公司在这一合作体系中,提供了先进的数据处理和分析工具。这些工具不仅提高了数据处理的效率,降低了运营成本,而且通过不断优化算法,提升了分析结果的准确性和可靠性。而这些平台和工具的开发与维护需要跨学科团队的紧密合作,以确保有效的数据收集、分析和应用。此外,技术公司对市场趋势的敏感性和创新能力,为公共卫生领域带来了新的解决方案和业务模式。

患者群体作为服务的最终受益者,他们的反馈和需求是推动公共卫生服务优化和创新的重要动力。通过参与临床试验、提供健康数据和反馈使用体验,患者群体帮助医疗机构和技术开发者不断改进服务,满足个性化的健康需求。

通过多方合作,公共卫生领域的大数据和人工智能运营将更加高效和精准。合作不仅能够整合各方资源,还能够促进知识的交流和技术的创新,提高公共卫生服务的整体质量和效率。

三、可持续性与社会影响评价

在大数据和人工智能技术应用于公共卫生领域的过程中,确保其可持续性和社会影响的正面评价是至关重要的。可持续性不仅关乎技术本身的长期有效性,也涉及数据的持续管理和更新,对于维护公共卫生系统的适应性和响应能力意义重大。数据的长期收集、存储和分析需要合理的资源分配和规划,以确保技术解决方案能够随着时间的推移而不断进化和升级。

社会影响评价则关注这些技术如何影响社会的不同层面,包括但不限于患者隐私保护、医疗服务的公平性以及公共卫生资源的合理配置。例如,个性化医疗虽然能够提供更加精准的治疗方案,但也必须确保所有患者都能公平地获得服务,而不是仅局限于某些特定群体。此外,数据安全与隐私保护是公共卫生领域应用大数据和人工智能时必须严肃对待的问题,任何数据泄露或滥用都可能对患者信任和公共卫生系统的声誉造成不可逆转的损害。技术应用可能带来的伦理问题，如算法偏见，也需要被严格评估和监控。算法偏见可能导致某些群体受到不公平的待遇或诊断，因此需要通过多元化的数据收集和公正的算法设计来规避。而且，随着技术的发展，新的伦理问题可能会不断出现，这要求公共卫生领域的决策者、技术开发者和社会各界持续进行对话，确保技术应用与社会价值观和伦理标准保持一致。

为了实现上述目标，需要建立跨学科的评估团队，汇聚公共卫生专家、数据科学家、伦理学家和社会学者等专业力量协同合作，确保技术解决方案在设计和实施过程中能够综合考虑多方面的影响。通过公开透明的评估流程和持续监测，可以及时发现并解决可能出现的问题，确保大数据和人工智能技术在公共卫生领域的应用能够带来积极的社会影响。

总之，可持续性与社会评价是评估大数据和人工智能技术在公共卫生领域是否得到有效且负责任应用的关键。通过综合考虑技术、伦理和社会因素，可以更好地利用这些强大的工具，建设更健康、更公平的合作运营生态。

参考文献

［1］ 张宇清.中国健康医疗数据政策法规现状及域外立法模式借鉴［J］.医学信息学杂志，2024,45(2)：26-31.
［2］ 王玲,熊维,荣凌,等.健康医疗数据共享背景下中国患者隐私保护相关研究现状［J］.中国医学伦理学，2024,37(7)：778-784.
［3］ 董焕晴,何树坤,曹高辉.数字健康产业数据治理体系研究［J］.现代情报，2024,44(9)：131-141,153.
［4］ 黎健荣,钟爽,李艳,等.跨部门协作的公共卫生政策执行研究［J］.中国公共卫生管理，2023,39(3)：293-297.
［5］ 薛翔,赵宇翔,朱庆华,等.基于公众科学模式的重大公共卫生事件开放数据服务生态系统构建［J］.图书情报工作，2022,66(4)：33-44.
［6］ 王呈珊,王瑞丹.基于政策导向的科学数据权属问题分析［J］.中国科技资源导刊，2024,56(3)：26-33.
［7］ 李颜超.健康医疗数据利用与保护博弈之法律层面解析［J］.玉溪师范学院学报，2023,39(5)：115-121.
［8］ 赵建新.大数据和人工智能在突发公共卫生事件中的应用研究［J］.中国应急管理科学，2020(3)：68-80.
［9］ 何刚.大数据背景下的医院信息化管理建设分析［J］.信息记录材料，2021,22(5)：108-109.

第十章 大数据与人工智能在公共卫生领域的可持续发展体系规划与设计

第一节 设计思路与方法

一、设计原则

为助力全球各国在医学人工智能伦理研究指导框架上达成共识,世界卫生组织(WHO)卫生研究部的卫生伦理治理团队以及数字卫生与创新部联合编写了《医疗卫生中人工智能的伦理治理》指南。基于 WHO 医疗人工智能伦理和治理专家组的集体意见,专家组由 20 名分别来自公共卫生、医学、法律、人权、技术和伦理领域的专家组成。该指南全面分析了人工智能的许多机遇和挑战,并推荐了将人工智能用于医疗健康的伦理使用政策、原则和做法,以及避免滥用人工智能损害人群和法律权益的方法,并认可了一套关键的伦理原则(图 10-1)。WHO 希望这些原

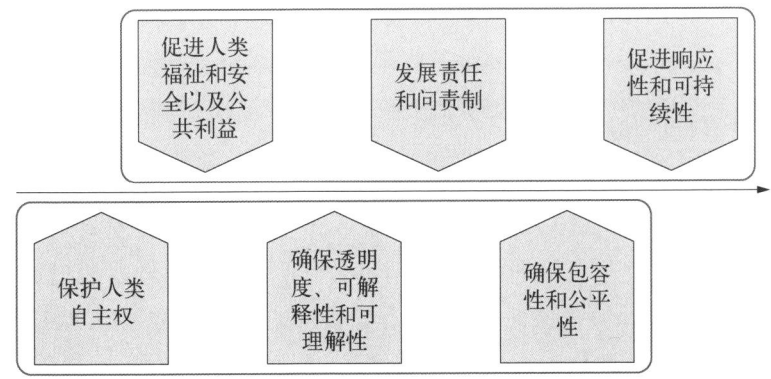

图 10-1 大数据与人工智能在公共卫生中可持续发展体系设计的原则

则将被用作政府、技术开发商、公司、民间组织和政府间组织的基础,采用合乎伦理的方法来适当地将人工智能用于医疗卫生领域。

(一)保护人类自主权

自主原则要求使用人工智能或其他计算系统不会破坏人类的自主性。在医疗保健方面,这意味着人类应该继续控制医疗保健系统和医疗决策。尊重人类自主权还需要相关职责,以确保提供者安全、有效使用人工智能系统所需的信息,并确保人们了解此类系统在他们的护理中发挥的作用。此外,还要求通过适当的数据保护法律框架保护隐私和保密性并获得有效的知情同意。

(二)促进人类福祉和安全以及公共利益

人工智能技术不应该伤害人类。人工智能技术的设计者应符合明确定义的使用案例或适应证的安全性、准确性和有效性的监管要求;应提供实践中的质量控制措施和随着时间的推移人工智能使用的质量改进。预防伤害要求人工智能不会导致可以通过使用替代实践或方法避免的精神或身体伤害。

(三)确保透明度、可解释性和可理解性

人工智能技术应该为开发者、医疗专业人员、患者、用户和监管机构所理解或了解。提高人工智能技术的透明度和使人工智能技术具有可解释性是两种广泛的增强可理解性方法。透明度要求在设计或部署人工智能技术之前发布或记录足够的信息,并且此类信息有助于就技术的设计方式、应该或不应该以及如何使用进行有意义的公众咨询和辩论。人工智能技术应该根据其面对的解释对象的理解能力进行解释。

(四)发展责任和问责制

人类需要对系统可以执行的任务以及它们可以实现所需性能的条件,制定清晰、透明的规范。利益相关者有责任确保人工智能能够执行特定任务,并确保在适当条件下由经过适当培训的人员使用人工智能。责任可以通过应用"人为维护"(human warranty)来保证,这意味着患者和临床医生需要在人工智能技术的开发和部署中进行评估。人工维护需要通过建立人工监督点来应用算法上游和下游的监管原则。如果人工智能技术出现问题,则必须追究责任。对于受到基于算法决定的不利影响的个人和群体,应该有适当的机制来进行质疑和纠正。

(五) 确保包容性和公平性

包容性要求医疗卫生领域的人工智能设计,应鼓励尽可能广泛、适当、公平地使用和获取,而不受年龄、性别、收入、种族、民族、性取向、能力或受人权法保护的其他特征限制。与任何其他技术一样,人工智能技术应该尽可能广泛地共享。其不仅应适用于高收入环境中的需求,还应适用于中低收入国家的环境,考虑能力以及多样性。人工智能技术不应该对可识别群体,尤其是已经被边缘化的群体不利的偏见进行编码。偏见是对包容性和公平的威胁,因为其可能导致对平等待遇的背离。人工智能技术应该最大程度地减少在提供者和患者之间、决策者和民众之间,以及创建和部署人工智能技术的公司和政府与使用或依赖人工智能技术的公司和政府之间不可避免的权力差距。应监控和评估人工智能工具和系统,以确定对特定人群的不成比例影响。任何技术,无论是人工智能还是其他技术,都不应维持或恶化现有形式的偏见和歧视。

(六) 促进响应性和可持续性

响应性要求设计者、开发者和用户在实际使用过程中持续、系统和透明地评估人工智能应用程序。他们应该确定人工智能是否根据沟通的、合法的期望和要求做出充分和适当的响应。响应能力还要求人工智能技术与卫生系统、环境和工作场所的可持续性的更广泛促进保持一致。人工智能系统的设计应尽量减少其对环境的影响并提高能源效率。也就是说,人工智能的使用应符合全球减少人类对地球环境、生态系统和气候影响的努力。可持续性还要求政府和公司解决在工作场所可能会出现的问题,包括培训医护人员以适应人工智能系统的使用,以及由于使用自动化系统而导致的潜在失业。

二、设计思路

(一) 生态架构设计

1. **基础层** 建立稳定可靠的算力和数据支撑基础设施。这包括高性能计算资源、数据存储和管理系统,确保能够支持大规模的数据处理和 AI 模型训练。此层需要强调数据安全和隐私保护,采用先进的数据加密和访问控制技术。

2. 模型层　形成集成的大模型研发、管理和运维体系。重点是开发生物医学领域的 AI 大模型,如自然语言处理模型用于文本分析和知识提取,图像识别模型用于医学影像分析等。管理和运维要涵盖系统性能管理、接口稳定性管理以及数据质量控制等关键方面,确保模型持续高效运行和更新。

3. 应用层　实现多场景下的公共卫生服务和应用。通过大模型技术,支持药物研发、医疗设备创新、疾病监测与预测等多个领域的应用,具体包括医学影像的智能分析、个性化健康管理系统的构建、智能问诊和诊疗辅助系统的开发,以及医疗保险和商业保险的风险评估与管理。

(二) 监管治理和安全能力

1. 全面覆盖　监管治理和安全能力贯穿整个体系的各个层面和环节。从数据采集到模型训练,再到应用部署和用户服务,都要设立严格的政策法规和监管标准,确保数据的合法性、隐私的保护以及模型的安全性和可靠性。

2. 技术支持　引入先进的监管技术和工具,如数据审计和验证系统、模型运行监控和自动修复系统等,以实现对整个生态系统的实时监控和响应能力,保证系统的稳定性和安全性。

(三) 持续发展和创新

1. 技术创新　鼓励和支持技术创新,包括新型算法的研究与应用、跨学科合作的推动以及基于新兴技术如边缘计算和区块链的应用探索,以进一步增强系统的效率和可扩展性。

2. 合作共赢　建立开放的合作生态,与学术界、产业界及政府部门形成紧密的合作关系,共同推动公共卫生领域的技术应用和发展,实现技术创新与社会价值的有机结合。

第二节　总体框架

人工智能大模型是"大数据＋大算力＋强算法"结合的深度神经网络模型,通过"预训练+微调"模式增强了人工智能的通用性、泛化性,带来人工智能研发新范式,成为迈向通用人工智能的重要技术路径。

医疗健康大模型面向复杂、开放的医疗健康场景,具有大数据、大算力、大参数等关键要素,可根据不同医疗健康任务,利用语言、视觉、语音乃至多模态融合的生物医学数据进行"预训练-微调",从而为医疗健康领域提供高效、准确、个性化的服务和支持(图10-2)。

医疗健康AI大模型的生态架构主要由上游基础层、中游模型层和下游应用层构成。

(1) 基础层提供算力和数据支撑资源:支撑AI大模型研发和应用落地的必要资源,包括算力基础设施和数据基础设施。这一层是整个生态系统的基石,提供必要的算力和数据支撑资源。算力基础设施包括高性能计算平台、服务器集群和云计算服务,它们为AI大模型的训练和推理提供强大的处理能力。数据基础设施则涵盖了医疗数据库、数据采集和标注工具,以及数据存储和管理系统,确保数据的质量和可用性,为模型训练提供丰富的"燃料"。

(2) 模型层形成大模型研发、管理和运维体系:研发大模型、完成生物医学自然语言处理等任务,管理和运维主要包括系统管理、接口管理、数据处理等。在基础层的支撑下,模型层专注于AI大模型的研发、管理和运维。这里开发的大模型能够处理复杂的生物医学任务,如自然语言处理(NLP)用于解析医疗文献和电子健康记录,计算机视觉用于医学影像分析。管理和运维工作确保了模型的性能、稳定性和安全性,包括系统性能监控、接口稳定性管理和数据质量控制,以及模型的持续更新和优化。

(3) 应用层实现药、械、医、健多场景触达用户:大模型首先赋能生命科学和药械研发,相关应用起步早、发展快、成果较为突出。同时,在医学影像、智能问诊、辅助诊疗、医保商保等方面的应用价值日益凸显。这一层将AI大模型的技术成果转化为实际应用,实现对药械、医疗、健康等多个场景的覆盖。在生命科学和药械研发领域,AI大模型助力新药发现、基因组学分析和临床试验设计。在医学影像领域,模型能够辅助医生进行疾病诊断和治疗规划。智能问诊和辅助诊疗系统则直接服务于患者和医护人员,提供高效的诊断支持和个性化治疗建议。此外,AI大模型还在医疗保险和商业保险领域发挥着重要作用,通过风险评估和欺诈检测来优化保险服务。

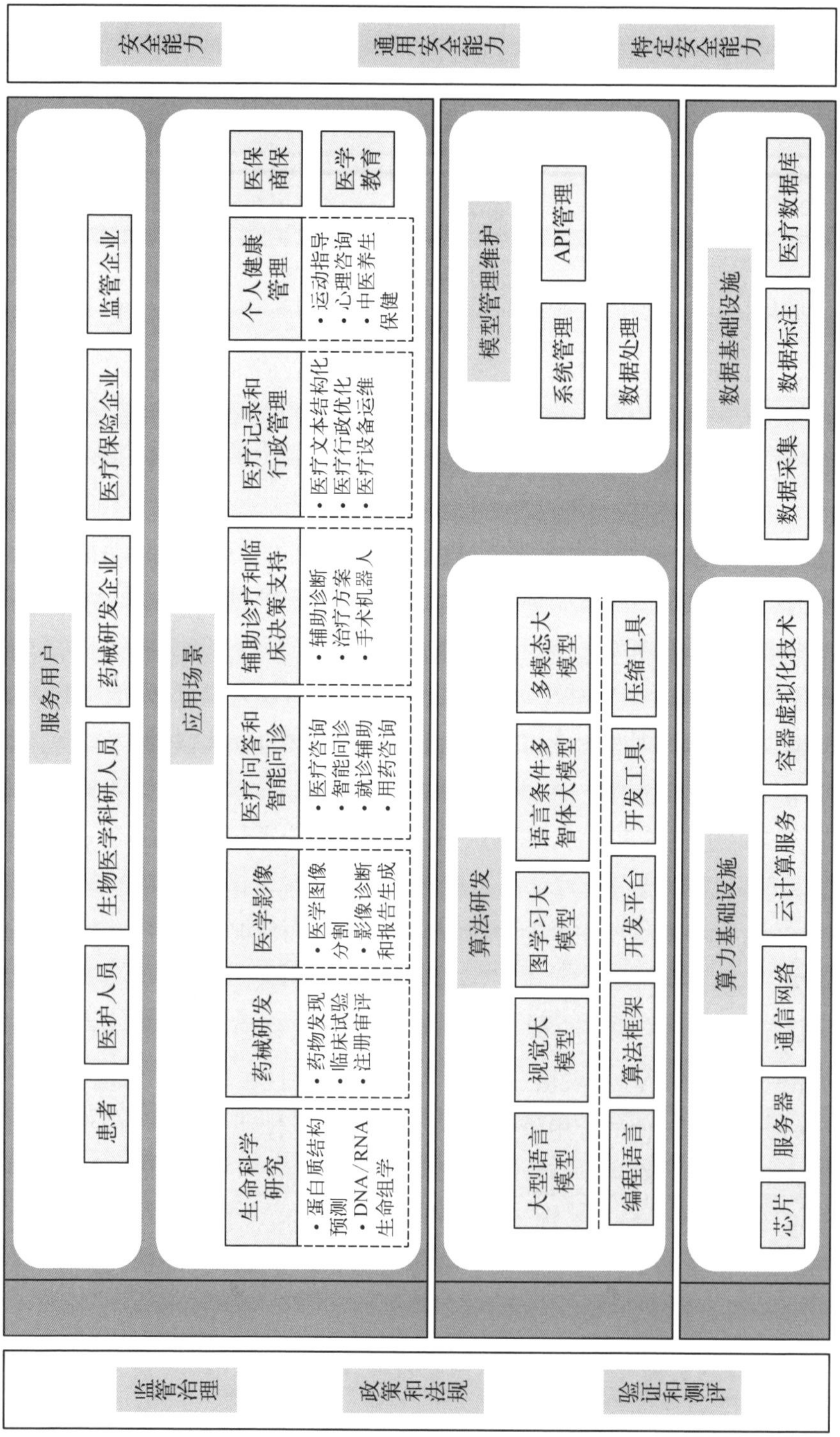

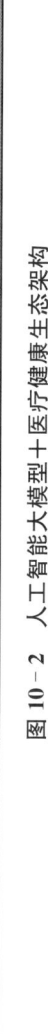

图10-2 人工智能大模型+医疗健康生态架构

第三节 行动与计划

为实现大数据与人工智能在公共卫生中可持续发展,本节将详细描述可持续发展过程中的体系规划与设计。在基础层面,应当注重算力基础设施和数据基础设施;在模型层面,应当注重算法研发和模型管理维护;在应用层面,大数据与人工智能可以与生命科学、医疗健康和医保商保相结合。同时,在以上三个层面实施过程中,应当始终重视跨部门的监管治理和公共服务体系的建设(图10-3)。

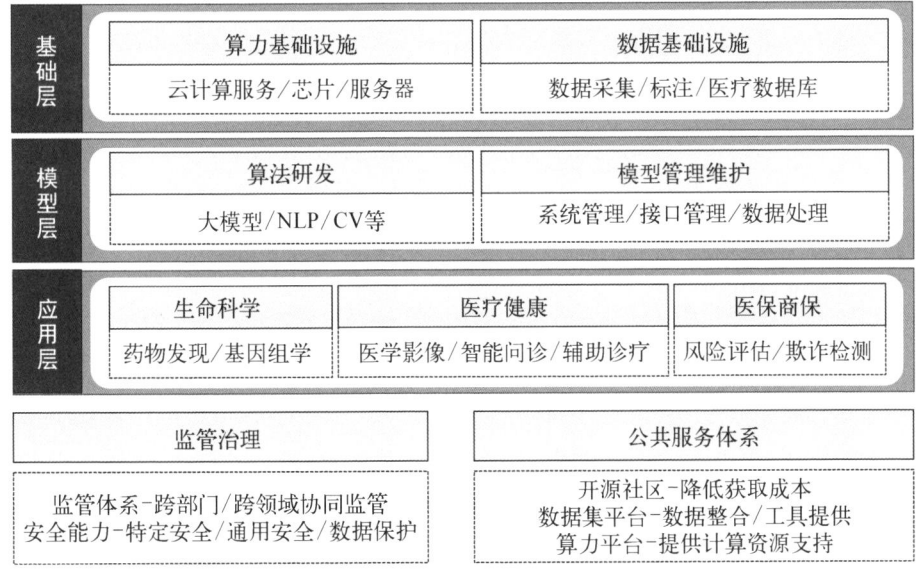

图10-3 医疗大模型中的监管治理和公共服务体系建设

一、加快医疗大模型基础研究和技术研发,实现技术自主创新突破

为了推进医疗大模型技术的创新和应用,基础研究的投入正在增加,专注于算法和框架的原创性技术突破,旨在提升模型在泛化性、准确性、可解释性和公平性方面的表现,并克服现有技术的限制。同时,正在加快研发提高模型计算效率的技术,包括剪枝、量化和知识蒸馏等模型压缩技术,以降低成本并提高大模型的实用

性。此外,跨领域合作受到鼓励,通过整合AI科技企业、制药企业、CRO企业、医疗机构、科研机构以及智算超算资源,促进传统医学人才与AI大模型技术人才的联合攻关,共同探索新理论、新技术和新算法。开源社区和公共算力平台的建设,以及医疗大模型数据集公共服务平台的建立,将促进知识的共享、技术的快速迭代和数据要素的价值释放,为医疗健康领域的技术进步和医疗服务的改进提供支持。

二、推进医疗大模型数据库和算力设施建设,夯实产业持续发展基础

为了进一步提升医疗大模型的性能和应用范围,正在加快构建包含丰富质量和数量的医疗数据集,这些数据集对于AI大模型的训练和测评至关重要。通过整合电子病历、基因组数据、蛋白质信息、临床试验数据以及针对特定专科病种的数据,可以为模型提供更全面的训练素材。同时,确保数据的质量、促进数据共享,并实现信息的标准化,是构建可靠医疗大模型的基石。此外,正在建设的医学知识信息公共平台将提供一个开放获取的资源库,收集和整理不受版权限制的医学文献和报告,为研究人员和开发者提供宝贵的知识资源。为了满足医疗健康领域的特定需求,正在研发适用于AI大模型的算力基础设施技术和核心器件,这些技术和设备将支持构建高性能、低能耗的计算基础设施,满足医疗大模型对大规模数据处理的需求。为了促进医疗大模型技术的普及和应用,正在向高校、研究机构、中小企业和初创企业提供算力产品和计算资源的支持。这种支持不仅降低了进入医疗AI领域的门槛,还鼓励了更多的创新和研究活动,有助于推动整个行业的技术进步和应用发展。通过这些综合性的努力,医疗大模型技术有望在医疗健康领域发挥更大的作用,为患者提供更精准、更高效的医疗服务。

三、强化医疗大模型场景应用牵引,推动"技术-应用-产业"良性循环

为了深化大模型技术在医疗健康领域的应用并推动其产业化进程,正积极鼓励并支持有条件的机构深入探索该技术在生物医药和医疗健康实际场景中的潜力。通过在实际医疗环境中测试和应用大模型,可以有效地验证其效能,优化其性能,并最终实现技术的产品化和市场化。这一过程中,大模型技术不仅能够为医疗行业带来创新的解决方案,还能够通过实际应用反馈,促进技术的持续迭代和优化。同时,正通过实施产业跨界融合示范工程,加快大模型技术在医疗健康领域的融合发展。在生命科学研究、新药研发、疾病预防、诊断治疗、康养护理、健康管理等关键领域,正在建设一批创新场景,这些场景将作为技术应用的试验田,为新模

式和新业态的培育提供土壤。通过这些创新场景的实践,可以更好地理解技术在实际工作流程中的集成方式,以及如何通过技术提升医疗服务的质量和效率。此外,正依托"揭榜挂帅"和"试点示范"等机制,激发行业内的协同攻关精神,鼓励各方共同参与到大模型技术的研发和应用中来。这些机制不仅有助于汇聚多方智慧和资源,还能够加速关键核心技术的应用迭代,推动技术的产业化进程。通过这种方式,可以更快地将实验室中的创新成果转化为市场上的实际产品,为医疗健康领域带来切实的变革。

四、研制医疗大模型标准规范和测评基准,构建动态、实用的评价体系

为了确保医疗大模型技术的健康发展和广泛应用,需要积极研制一系列标准规范和测评基准,以构建一个动态且实用的评价体系。该体系的核心目标是确保医疗大模型在安全性、有效性和可靠性方面达到高标准,从而保障其在实际医疗场景中的稳定和可靠运行。这一评估体系的标准将涵盖医疗大模型的各个方面,包括但不限于数据处理、模型训练、结果解释和应用部署。通过制定具体的技术标准和评估准则,可以对医疗大模型进行全面的测试和验证,确保其在实际应用中能够满足医疗健康领域的严格要求。

此外,需要建设一个动态更新的基准测试数据集,这些数据集将具有更大的规模和更丰富的模态,以模拟真实世界的复杂性,为医疗大模型提供更为严格的测试环境,促进技术问题的发现和改进,从而提升模型的性能指标,确保其能够满足医疗健康应用的实际需求。

为了进一步推动医疗大模型技术的发展,需要建设一系列服务平台,包括标准验证、测试和仿真等,这些平台将对医疗大模型的性能进行深入评估,同时对伦理合规、网络安全等潜在风险进行审查。通过这些服务平台,可以推动医疗大模型产品及服务的持续评价和优化,以满足医疗健康产业发展的需求。最后,正在加强国际合作,与全球同行共同推进医疗大模型技术标准的制定和合作交流。通过国际合作,可以共享最佳实践,协调不同国家和地区之间的标准,促进技术的全球推广和应用。这不仅有助于提升医疗大模型技术的国际竞争力,也有助于推动全球医疗健康领域的创新和发展。

五、建立健全医疗大模型监管机制,保障行业规范有序、高质量发展

为了确保医疗大模型技术的规范有序和高质量发展,正在着手建立健全的监管机制。该机制将充分考虑医疗大模型在不同领域和部门的广泛应用,以及其在数据、算法和应用层面的交叉融合特性。通过跨学科、跨行业的合作,将构建一个全方位、多层次、立体化的监管体系,以提升监管的广度和深度,确保监管措施的有效性和适应性。在这一监管体系中,将实施分类管理和风险分级策略,根据不同医疗大模型的预期用途、功能复杂度和潜在风险,制定相应的监管措施。这包括确立不同类型医疗大模型的使用范围和限制,确保它们在安全和合规的前提下发挥最大效用。同时,将加强对训练数据的来源和质量的审核,确保数据的合法性、准确性和可靠性。加快数据确权、共享和安全防护机制的研究,明确数据收集和使用的合规要求,以防止数据滥用和隐私泄露,保护患者和消费者使用的权益。此外,正在探讨建立医疗大模型的问责制度,明确研发、部署和使用各方的权利和义务。这将有助于在出现问题时,能够及时追溯责任,采取相应的补救措施。同时,也将明确医疗大模型代码、微调技术及其生成内容的版权归属,保护知识产权,鼓励技术创新和公平竞争。通过这些措施,旨在为医疗大模型技术的发展提供一个稳定、透明、可预测的监管环境,促进行业的健康发展,同时保障公众利益和患者安全。这不仅有助于提升医疗大模型技术的信任度和接受度,也将推动医疗健康领域的创新和进步。

六、完善医疗大模型公共服务体系,营造更具活力的创新生态环境

为了进一步促进医疗大模型技术的普及和应用,正在积极完善医疗大模型的公共服务体系,以营造一个充满活力和创新的生态环境。该体系的建设旨在通过提供开放、共享的资源和服务,降低行业参与者的进入门槛,加速医疗 AI 技术的创新和应用。

首先,鼓励和支持医疗大模型开源社区的建设,使其成为知识共享、技术交流和协作开发的平台。通过开源社区,研究人员和开发者可以自由地访问和贡献代码,共同推动医疗大模型技术的进步。同时,公共算力平台的建设将为医疗大模型的训练和测试提供必要的计算资源,降低对高性能硬件的依赖,使得更多的机构和个人能够参与到医疗 AI 的研发中来。

其次,积极推进医疗大模型数据集公共服务平台建设。该平台将整合来自不同来源的医疗健康数据,提供数据收集、处理和标注的工具,以支持数据驱动的研究和应用开发。通过这些工具和服务,可以更有效地利用数据资源,加速医疗大模型的训练和优化。为了进一步降低大模型开发和部署的难度,正在推广模型训练、

微调和优化的工具,并建立指令微调数据集。这些工具和数据集将帮助开发者更快地适应和定制大模型,以满足特定的应用需求。

最后,积极探索建立公共服务平台的多方参与、合作共赢的商业模式。通过市场化和专业化的运营,公共服务平台将能够自我维持和发展,同时为参与者提供持续的价值。这种模式将吸引更多的投资者和合作伙伴,共同推动平台的成长和创新。同时,鼓励医疗大模型领域的龙头企业发挥引领作用,通过强化产业生态布局,提供第三方开发能力和解决方案,带动整个行业的协同发展。这些企业将作为技术创新和应用推广的驱动力,帮助中小企业提升研发能力,共同开拓市场,实现共赢。

通过上述这些措施,医疗大模型公共服务体系将为医疗 AI 技术的创新和发展提供坚实的基础,推动医疗健康领域的技术进步和产业升级。

第四节　践行与保障机制

一、标准和指南:基础信息安全标准开始起步

大模型基础通用的信息安全标准已开始起步制定。在通用 AI 大模型标准方面,全国信息安全标准化委员会(TC260)从信息安全角度出发,针对生成式人工智能服务相关的训练数据安全、人工标注安全、防范虚假信息等方面,已经公布《网络安全技术　生成式人工智能数据标注安全规范》《网络安全技术　生成式人工智能预训练和优化训练数据安全规范》等系列国家标准,并发布了《网络安全标准实践指南—生成式人工智能服务内容标识方法》,用于指导生成式人工智能服务提供者提高安全管理水平。

在医疗健康 AI 大模型标准方面,中国信通院联合高校、医院、科技巨头企业、医疗人工智能企业成立生命科学与大模型工作组,推动国内标准研制和国际标准转化、评估框架和验证平台搭建、医学数据集平台建设、医疗大模型伦理安全发展工作。中国通信标准化协会(CCSA)移动互联网+健康标准工作组从信息技术支撑医疗健康系统平台建设的角度,积极推动医疗健康大模型行业系列标准研制,用于指导医疗健康领域 AI 大模型的系统平台实践,共同促进产业发展。

二、政策和监管：保障促发展与防风险

（一）算力、数据和应用政策布局加速，推动医疗大模型技术和产业发展

韩国科学与信息通信部发布《超大型 AI 竞争力提升方案》，通过部署技术产业基础设施、创新生态系统、创新制度和文化加速 AI 大模型发展，提出医疗等五大领域超大型 AI 旗舰项目，关注健康检查和医疗意见撰写、既往病历总结、治疗方法和处方推荐等诊疗业务。国内来看，地方政府加快布局大模型在智能诊疗、生命科学研究、药物研发领域的应用。例如，北京率先发力，发布促进通用人工智能创新发展的若干措施，布局算力、数据、技术、场景和监管，提出挖掘多模态医疗数据、蛋白质和分子药物实验数据，探索通用 AI 在医疗和科学研究的应用；深圳发布第一批"城市＋AI"应用场景清单，涵盖智慧医疗等 26 个场景；上海重点发展生命科学、药物设计大模型技术和平台；成都着力推动医疗行业大模型技术创新，布局 AI＋医疗、AI＋科研（如药物研发、基因研究）。

我国于 2020 年 12 月出台了《全国公共卫生信息化建设标准与规范》试行文件，针对目前全国公共卫生信息化建设现状和短板不足，着眼未来 5～10 年全国公共卫生信息化建设、应用和发展的基本要求，旨在促进和规范全国公共卫生信息化建设与应用，依托全民健康信息平台开展公共卫生信息化建设，有效支撑国家和地方卫生健康委的管理与决策，促进医防融合，健全重大疫情应急响应机制。该文件明确了包括传染病、寄生虫病、免疫规划、慢性病等在内的多项管理服务业务，其中，一级指标 18 项、二级指标 105 项、三级指标 365 项；包括信息平台在内的多项信息技术业务，其中，一级指标 3 项、二级指标 20 项、三级指标 56 项。该文件探索应用发展创新模式，提出新兴信息技术应用与公共卫生领域的融合应用发展的内容，充分应用大数据、人工智能、云计算等新兴信息技术，在公共卫生领域更好发挥作用，使发展成果更多惠及全体人民。

（二）国际社会加强前瞻性研讨，重视医疗大模型的风险防范和有效监管

联合国支持成立国际性 AI 监管机构，计划设立高级 AI 咨询机构，支持各国最大程度地发挥人工智能的作用，减轻现有和潜在风险，并建立全球协调一致的监测和治理机制。世界卫生组织（WHO）呼吁在医疗领域谨慎使用大型语言模型工具，这些技术"迅速"崛起，其中许多仍处于实验阶段，需要仔细研究它们对医疗保健和科学研究相关关键价值观构成的风险。美国商务部下属的国家标准与技术研究院

(NIST)计划成立一个新的人工智能公共工作组,研究生成式 AI 的机遇和挑战,指导应对生成式 AI 相关的风险。美国食品药品管理局(FDA)局长指出大型语言模型有着重要的医疗应用,可以改善医疗保健,但需要"灵活"的监管方法。英国药品和健康产品监管局(MHRA)软件和人工智能主管表示,为特定医疗目的(如提供诊断、治疗或临床决策支持)而开发或调适的大型语言模型可能要纳入医疗器械范畴,受到审批监管。

参考文献

[1] 隗冰芮,薛鹏,江宇,等.世界卫生组织《医疗卫生中人工智能的伦理治理》指南及对中国的启示[J].中华医学杂志,2022,102(12):833-837.
[2] WHO Guidance. Ethics and governance of artificial intelligence for health[M]. World Health Organization,2021.
[3] 杨妹,夏寒,夏天,等."互联网+"公共卫生服务可持续发展的约束条件研究[J].中国卫生信息管理杂志,2024,21(3):377-381.
[4] 申烨境,唐文君.大数据赋能公共卫生管理模式创新发展[J].经济师,2024(8):244-245.
[5] 杨浩东,刘立.重大公共卫生事件背景下的技术创新效应研究[J].科学学研究,2024,42(3):624-636.
[6] 黎健荣,钟爽,李艳,等.跨部门协作的公共卫生政策执行研究[J].中国公共卫生管理,2023,39(3):293-297.
[7] 朱玖闻,周玉冰,斯洪标,等.一种高效鲁棒的元宇宙环境下的多场景智能医疗模型研究[J].大数据,2024,10(2):122-139.
[8] 刘浩然.一种安全性高的医疗大数据隐私保护模型[J].软件导刊,2019,18(8):200-203.
[9] 白培发,黄宗浩,王奕.大模型在智慧医院的应用研究综述[J].计算机应用与软件,2024,41(7):1-5,19.